S. S. Sanbar

Risikofaktor Hyperlipidämie

Übersetzt und bearbeitet von
P. Schwandt

Mit 21 Abbildungen

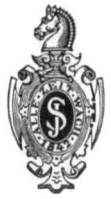

Springer-Verlag Berlin Heidelberg New York 1972

SHAFEEK S. SANBAR, M. D., Ph. D.
Assistant Professor of Internal Medicine
The University of Michigan Medical School
Ann Arbor, Mich./USA

Privatdozent Dr. PETER SCHWANDT
I. Medizinische Klinik der Universität München
8000 München 15

Titel der amerikanischen Originalausgabe:
Hyperlipidemia and Hyperlipoproteinemia
© 1969 by Little, Brown and Company (Inc.), Boston

ISBN-13: 978-3-540-05610-2   e-ISBN-13: 978-3-642-95218-0
DOI: 10.1007/978-3-642-95218-0

Das Werk ist urheberrechtlich geschützt. Die dadurch begründeten Rechte, insbesondere die der Übersetzung, des Nachdrucks, der Entnahme von Abbildungen, der Funksendung, der Wiedergabe auf photomechanischem oder ähnlichem Wege und der Speicherung in Datenverarbeitungsanlagen bleiben, auch bei nur auszugsweiser Verwertung, vorbehalten. Bei Vervielfältigungen für gewerbliche Zwecke ist gemäß § 54 UrhG eine Vergütung an den Verlag zu zahlen, deren Höhe mit dem Verlag zu vereinbaren ist.

Die Wiedergabe von Gebrauchsnamen, Handelsnamen, Warenbezeichnungen usw. in diesem Werk berechtigt auch ohne besondere Kennzeichnung nicht zu der Annahme, daß solche Namen im Sinne der Warenzeichen- und Markenschutzgesetzgebung als frei zu betrachten wären und daher von jedermann benutzt werden dürften.
© by Springer-Verlag Berlin · Heidelberg 1972.
Catalog Card Number 76-179597.
Herstellung: Konrad Triltsch, Graphischer Betrieb, 87 Würzburg

Vorwort

Die Absicht der vorliegenden Monographie ist es, eine knappe Darstellung unseres gegenwärtigen klinischen und Grundlagen-Wissens über die Hyperlipidämie und Hyperlipoproteinämie zu bringen. Es soll versucht werden, einen vollständigen Überblick über die umfangreiche Literatur auf dem Gebiet der verschiedenen mit Hyperlipoproteinämien einhergehenden Krankheitsbilder zu geben, ohne den Leser mit einer erschöpfenden und detaillierten Aufzählung aller wesentlichen Beiträge und Einzelheiten zu belasten. Das Buch wurde zu Ehren aller derer geschrieben, die mit ihren Ideen, ihrer Hingabe an Wissenschaft und Menschlichkeit und nicht zuletzt in harter Arbeit uns um die Erfahrungen bereichert haben, die dieses Buch vermitteln will.

Diese Wissenschaftler haben unsere Kenntnisse über den Lipidstoffwechsel erheblich erweitert durch die Entwicklung und Anwendung moderner Verfahren zur Isolierung und Identifizierung der Serumlipide und -lipoproteine sowie durch die Aufklärung ihrer komplizierten Stoffwechselwege. So steht heute z. B. fest, daß das Depotfettgewebe des Organismus metabolisch sehr aktiv ist, und daß die Lipide, hauptsächlich die freien Fettsäuren, die Hauptenergiequelle für bestimmte Organe darstellen, speziell nach Nahrungsaufnahme. Von besonderem Interesse ist natürlich die dem Kliniker bekannte Tatsache, daß Hyperlipoproteinämien die Atherogenese begünstigen, was zu Coronarleiden, cerebralen Durchblutungsstörungen und Erkrankungen der peripheren Arterien führen kann. Leider ist es der klinischen Forschung bis heute noch keineswegs gelungen, alle Unklarheiten über die Entstehung der Hyperlipoproteinämie zu beseitigen, so daß die Therapie in manchen Fällen problematisch bleibt. Die gegenwärtigen Kenntnisse über die Serumlipide und -lipoproteine sowie über die Hyperlipoproteinämien erlauben jedoch eine präzise und vollständige Darstellung dieses Gebietes für den Kliniker und Studenten.

In diesem Buch hat aber auch die persönliche Forschung von acht Jahren ihren Niederschlag gefunden, die durch Hilfe und Anleitung vieler Kollegen und Mitarbeiter zustande kam. Mit einem Gefühl von Hochachtung, Stolz und Dankbarkeit möchte ich meinen aufrichtigen Dank sagen: ROBERT H. FURMAN, M. D., und PETER ALAUPOVIC, Ph. D., von der Universität Oklahoma, Medical Center, und der Oklahoma Medical Research Foundation, Oklahoma City; JOHN R. EVANS, M. D., D. Phil. (Oxon), und GEZA HETENYI, JR., M. D., Ph. D., von der Universität Toronto, Toronto, Kanada; SIBLEY W. HOOBLER, M. D., D. Sc., JAMES CONWAY, M. D., Ph. D., und ANDREW J. ZWEIFLER, M. D., von der Universität Michigan, Medical Center, Ann Arbor. Dankbare Anerkennung verdient weiterhin die Hilfe zahlreicher anderer Kollegen und insbesondere von Schwestern, technischen Mitarbeitern, Sekretärinnen und Patienten dieser Institute, die diese Arbeit überhaupt erst ermöglicht haben. Schließlich möchte ich meiner Frau und meiner Familie meinen Dank sagen für ihre Geduld, Hilfe und Ermutigung.

Ann Arbor S. S. S.

Anmerkung des Übersetzers

Das Fehlen einer anschaulichen und knappen Darstellung der klinischen Bedeutung der Hyperlipidämien im deutschsprachigen Schrifttum war der Anlaß zu dieser Übersetzung. Aus diesem Grunde wurde der Versuch unterlassen, die — gegenüber dem praktischen Anliegen dieses Buches weit im Hintergrund stehenden — theoretischen Passagen dem neuesten Stand der Forschung anzupassen; vieles wäre ohnehin bei Erscheinen dieser Monographie wiederum nicht mehr aktuell.

München, im Februar 1971 P. S.

Inhaltsverzeichnis

1. Veränderungen der Serumlipoproteine 1
   Literatur 2

2. Serumlipide 3
   Cholesterin 4
   Phospholipide (oder Phosphatide) 4
   Glyceride 4
   Freie Fettsäuren (oder Unveresterte oder Nicht-
   veresterte Fettsäuren) 5
   Andere Serumlipide 5
   Literatur 6

3. Serumlipoproteine 7
   Nomenklatur 8
   Exogene Partikel oder Chylomikronen 10
   Endogene Partikel 11
   Prä-β-Lipoproteine (Prä-β-LP) 11
   β-Lipoproteine (β-LP) 12
   α-Lipoproteine (α-LP) 12
   Lipoproteine sehr hoher Dichte (VHDLP) . . 12
   Albumingebundene Freie Fettsäuren (FFS) . . 13
   Zusammenfassung 13
   Literatur 13

4. Biochemische Defekte bei Hyperlipoproteinämie . . 15
   Normaler Stoffwechsel der Serumlipoproteine . . 15
   Chylomikronen 15
   Hepatische Lipoproteine 16
   Albumingebundene Freie Fettsäuren 17
   Dyslipoproteinämie mit herabgesetzter Lipo-
   proteinlipase-Aktivität 17
   Dyslipoproteinämie mit gesteigerter Lipolyse . . 18

Einfluß erhöhter FFS auf die hepatische Lipoproteinsynthese 19
Hyper-β-Lipoproteinämie 20
Hyper-α-Lipoproteinämie 21
Literatur 22

5. Sekundäre Hyperlipoproteinämie 23
   Nahrungsinduzierte Hyperlipoproteinämie . . . 23
   Streßbedingte Hyperlipoproteinämie 25
   Hyperlipoproteinämie aufgrund von Stoffwechselerkrankungen 26
      Hyperglykämie (Diabetes mellitus) 26
      Hypoglykämie 27
      Dysproteinämie 29
      Gewebslipidosen 30
      Andere Stoffwechselerkrankungen 31
   Hyperlipoproteinämien aufgrund endokriner Erkrankungen 31
      Schilddrüsenerkrankungen 31
      Hypophysenerkrankungen 32
      Andere Endokrinopathien 32
   Hyperlipoproteinämie infolge von Lebererkrankungen 33
   Hyperlipoproteinämie bei Pankreatitis 34
   Hyperlipoproteinämie bei Nierenerkrankungen . 35
   Medikamentös erzeugte Hyperlipoproteinämien . 37
      Alkohol 37
      Thiazide 38
      Orale Kontrazeptiva 38
   Literatur 38

6. Familiäre Hyperlipoproteinämie vom Typ I . . . 40
   Definition und Synonyme 41
   Genetische Aspekte 41
   Biochemische Defekte 42
   Klinische Symptome 42
      Rezidivierende Abdominalkoliken 43
      Xanthome 44
      Lipämia retinalis 45
   Diagnose 45

Serumlipid-Bestimmung 45
Lipoproteinanalyse 45
Lipoproteinlipase-Aktivität 46
Andere Laboruntersuchungen 46
Behandlung 47
Behandlung der akuten Abdominalkolik . . . 47
Langzeitbehandlung 47
Literatur 48

7. Familiäre Hyperlipoproteinämie vom Typ II . . . 49
   Definition und Synonyme 49
   Genetische Aspekte 50
   Stammbaum 1 50
   Stammbaum 2 52
   Biochemische Störungen 52
   Klinische Symptome 53
   Lipidablagerungen in der Haut 54
   Lipidablagerungen in den Sehnen 55
   Lipidablagerungen in den Blutgefäßen 56
   Lipidablagerungen im Herzen, der Cornea und
   der Gallenblase 58
   Diagnose 58
   Behandlung 59
   Allgemeine Therapie 59
   Maßnahmen zur Senkung des Serumcholesterins 60
   1. Cholestyramin 61
   2. Nikotinsäure 62
   3. D-Thyroxin 63
   Literatur 64

8. Familiäre Hyperlipoproteinämie vom Typ III . . . 65
   Definition und Synonyme 65
   Genetische Aspekte 66
   Biochemische Defekte 66
   Klinische Symptome 67
   Xanthome 67
   Atherosklerose 71
   Diagnose 71
   Behandlung 72
   Literatur 75

9. Familiäre Hyperlipoproteinämie vom Typ IV . . . 76
   Definition und Synonyme 76
   Genetische Aspekte 77
   Biochemische Störungen 77
   Klinische Symptome 78
   Diagnose 79
   Behandlung 81
   Literatur 84

10. Familiäre Hyperlipoproteinämie vom Typ V . . . 85
    Definition und Synonyme 85
    Genetische Aspekte 86
    Biochemische Störungen 87
    Klinische Symptome 87
    Fallberichte 88
    Diagnose 94
    Behandlung 95
    Behandlung der gegenwärtigen Beschwerden . . 95
    Langzeitbehandlung 96
    Literatur 97

11. Zusammenfassung: Hyperlipoproteinämie-Syndrome 98

Sachverzeichnis 103

1. Veränderungen der Serumlipoproteine

Zu den Serum- oder Plasmalipiden gehören freies und verestertes Cholesterin, Phospholipide, Triglyceride und freie Fettsäuren (FFS). Der Löslichkeit halber sind sie an spezifische Serumproteine gebunden, wodurch Lipid-Protein-Komplexe entstehen, die als Lipoproteine bezeichnet werden. Im menschlichen Serum lassen sich mindestens fünf Arten von Lipoproteinen unterscheiden: die aus dem Nahrungsfett stammenden Chylomikronen sowie die prä-β-Lipoproteine, β-Lipoproteine, α-Lipoproteine und albumingebundenen FFS, die sich jeweils aus endogenen Fetten herleiten. Mit Ausnahme der letztgenannten Fraktion bestehen die Serumlipoproteine aus unterschiedlichen Anteilen von Cholesterin, Triglyceriden, Phospholipiden und spezifischen „Protein-Vehikeln", den sogenannten Apolipoproteinen. In der durch Zusatz von Human-Albumin zur Pufferlösung modifizierten Elektrophorese auf Filterpapier [1], Acetatfolie [2] und Agar-Gel [3] lassen sich im normalen Nüchternplasma im allgemeinen nur α- und β-Lipoproteine identifizieren, gelegentlich auch eine schwache prä-β-Lipoproteinbande.

Störungen im Serum-Lipoproteinmuster werden als Dyslipoproteinämie (oder Dyslipidämie) bezeichnet. Eine allgemeine Zunahme der Serumlipoprotein-Konzentration wird Hyperlipoproteinämie (oder Hyperlipidämie) genannt. Umgekehrt heißt eine Abnahme der Serumlipoproteine Hypolipoproteinämie (oder Hypolipidämie). Die Begriffe „Hyperlipämie" und „Lipämie" bedeuten – im Gegensatz zu „Hyperlipidämie" – eine Trübung des Serums, die auf einer Vermehrung der triglyceridreichen Chylomikronen oder prä-β-Lipoproteine beruht.

Veränderungen der Serumlipoproteine können entweder sekundär bei einer Vielzahl endokriner, metabolischer oder anderer Störungen auftreten – zu denen Erkrankungen von Schilddrüse, Leber und Niere genauso gehören wie der Diabetes mellitus – oder sie sind familiär oder genetisch determiniert. Aufgrund der Unterschiede in Typ und Stoffwechsel der Serumlipoproteine gibt es verschiedene klinische Typen oder Syndrome [4,5], je nach Abnormität der jeweiligen Lipoproteinfraktion. Gleichwohl kommt es in vielen Fällen zu einer substantiellen Überschneidung der Symptome, da, mit nur wenigen Ausnahmen, die Atherosklerose und ihre Folgezustände die vorherrschenden und zugleich bedrohlichsten Komplikationen bei den meisten Patienten mit Hyperlipoproteinämie ausmachen, was zu vorzeitigem Tod durch Myokardinfarkt oder Apoplex führt.

Wir verfügen zur Zeit über mehrere diätische und medikamentöse Behandlungsmöglichkeiten, mit Hilfe derer sich, augenscheinlich ohne großes Risiko, eine Senkung der Serumlipoproteine erreichen läßt. Großes Gewicht sollte aber auch auf die Prophylaxe der Hyperlipoproteinämie gelegt werden, indem die Therapie bereits im Frühstadium eingeleitet wird, nicht erst, wenn Komplikationen aufgetreten sind.

Literatur

1. LEES, R. S.; HATCH, F. T.; Sharper separation of lipoprotein species by paper electrophoresis in albumin-containing buffer. J. Lab. Clin. Med. **61**, 518 (1963).
2. KLEMENS, U. H. SCHMALBECK, J.: Lipoproteinelektrophorese auf Cellulose-Acetat-Membranen. – Eine für die klinische Routine geeignete analytische und semiquantitative Methode. Z.klin.Chem.klin.Biochem. **7**, 540 (1970).
3. KAHLKE, W. RAPP, W.: Pathologische Muster von Serumlipoproteinen, dargestellt mit einer neuen Methode der Lipidelektrophorese. Verh.Dtsch.Ges.inn.Med. **73**, 828 (1967).
4. FREDRICKSON, D. S., LEES, R. S.: Familial Hyperlipoproteinemia. In STANBURY, J. B., WYNGAARDEN, J. B., FREDRICKSON, D. S. (Eds.), The Metabolic Basis of Inherited Diseases (2d ed.). New York: Blakiston Div., McGraw-Hill 1966 p. 429.
5. Lipids and Lipidoses. Ed. G. SCHETTLER. Berlin-Heidelberg-New York: Springer 1967.

2. Serumlipide
(Vgl. hierzu auch [1])

Lipide sind tatsächliche oder potentielle Ester von Fettsäuren. Sie sind löslich in Fettlösungsmitteln wie Benzol, Äther und Chloroform, jedoch unlöslich in Wasser. Der Begriff „Fett" im engeren Sinne bedeutet Ester von Fettsäuren mit Glycerin. Die natürlichen Fette enthalten gewöhnlich nicht-verzweigte Fettsäuren mit einer geraden Zahl von C-Atomen. Die gesättigten Fettsäuren wie Laurin-, Myristin-, Palmitin- und Stearinsäure haben keine Doppelbindungen in ihren Ketten. Dagegen weisen die ungesättigten Fettsäuren wie Palmitolein-, Olein-, Linol- und Arachidonsäure eine oder mehrere Doppelbindungen auf. Linol-, Linolen- und Arachidonsäure bezeichnet man im allgemeinen auch als essentielle Fettsäuren; sie werden offensichtlich in vivo nicht synthetisiert.

Bei gesunden, 12–16 Stunden nüchternen Personen schwanken die Gesamtlipide im Serum zwischen 350 und 800 mg %. Zu ihnen gehören die folgenden fünf Klassen oder Fraktionen (Tabelle 2-1).

Tabelle 2-1. *Serumlipide und ihre Konzentrationen in normalem 12-Stunden-Nüchternplasma*

	Normale Konzentration (mg/100 ml)[a]
1. Cholesterin – frei und verestert	120 – 270
2. Phospholipide (oder Phosphatide) – Lecithin, Sphingomyelin, Kephalin, Phosphoinosit und Plasmalogen	150 – 300
3. Glyceride – Monoglyceride, Diglyceride und Triglyceride	20 – 150
4. Freie Fettsäuren (FFS, FFA, UFA oder NEFA)	10 – 20
5. Andere – Carotinoide, Cerebroside usw.	

[a] Vgl. auch [2, 4].

Cholesterin

Die Konzentration des Gesamtcholesterins hängt vom Alter ab. Bei Personen unter dreißig Jahren liegt die obere Normalgrenze für das Serum Cholesterin bei 220 mg %; wiederholt gemessene höhere Werte sollten als abnorm angesehen werden. Ca. 70 bis 75 % des Gesamt-Serumcholesterins sind mit Fettsäuren verestert, der Rest von 25 bis 30 % liegt in freier Form vor. Der Anteil des veresterten Cholesterins ist bei fortgeschrittenen Lebererkrankungen vermindert, während er bei Patienten mit familiärer Hyperlipoproteinämie normal bleibt.

Phospholipide (oder Phosphatide)

Im Serum ist eine Vielzahl von phosphorhaltigen Lipiden vorhanden. Normalerweise schwankt die Serumphospholipid-Konzentration zwischen 150 und 300 mg %. Von den zirkulierenden Gesamtphospholipiden macht das Lecithin ungefähr 70 % aus, das Sphingomyelin 18 %, der Rest besteht hauptsächlich aus Lysolecithin, Kephalin, Lysokephalin, Inosit-Phosphatid und Plasmalogen. Die Konzentrationen der Serumphospholipide – die als Lipidphosphor, mit dem Faktor 25 multipliziert, bestimmt worden – ändern sich mit dem Alter und liegen leicht über dem Serumcholesterinspiegel der jeweiligen Altersgruppe.

Glyceride

Die Serumglyceride bestehen hauptsächlich aus Triglyceriden mit nur sehr geringen Mengen von Mono- und Diglyceriden. In normalem Humanserum liegt die Triglycerid-Konzentration nach 12stündiger Nahrungskarenz gewöhnlich unter 150 mg %. Bekanntlich ist das Nahrungsfett infolge seiner langsamen Resorption noch bis zu 10 Stunden nach einer fettreichen Mahlzeit im Kreislauf in Form von triglyceridreichen Chylomikronen nachweisbar.

Freie Fettsäuren
(oder Unveresterte oder Nichtveresterte Fettsäuren)

Freie Fettsäuren (FFS) stellen trotz ihrer geringen Konzentration im Serum (10–23 mg% oder 300–600 µval/l) die wichtigste metabolische Energiequelle in der postresorptiven Phase dar. Im allgemeinen hängt die Verwertung der FFS durch die Gewebe direkt von ihrer Plasmakonzentration ab, wobei letztere eine ansteigende Tendenz aufweist, wenn die Glucose-Verwertung durch die Gewebe begrenzt ist, wie das bei extremem Hungerzustand oder bei Diabetes mellitus der Fall ist. Die Plasma-FFS bestehen hauptsächlich aus Palmitin-, Palmitolein-, Stearin-, Öl-, Linol- und Arachidonsäuren.

Andere Serumlipide

Diese liegen nur in geringen Konzentrationen vor und umfassen Cerebroside, Carotinoide, Vitamin A und bestimmte Sterine.

Zur Diagnose einer Hyperlipidämie ist zumindest die Analyse des Serumcholesterin- und Triglyceridspiegels notwendig. Es muß jedoch betont werden, daß wiederholte Bestimmungen der Serumlipide im Nüchternzustand zu fördern sind, um eine persistierende Hypercholesterinämie oder Hypertriglyceridämie zu dokumentieren; dazu sollten drei Analysen in 2- bis 4-wöchigen Abständen in demselben Labor durchgeführt werden. Die Serumcholesterin-Konzentration kann durch Streß beeinflußt werden – so zum Beispiel durch den ersten Besuch in der Sprechstunde – und unterliegt jahreszeitlichen Schwankungen; im Frühjahr und Herbst wurden höhere Cholesterinwerte festgestellt als im Winter und Sommer [3].

Literatur

1. ZÖLLNER, N., EBERHAGEN, D.: Untersuchung und Bestimmung der Lipoide im Blut. Berlin-Heidelberg-New York: Springer 1965.
2. HARTMANN, G., WERNER, M.: Normalwerte für Serumlipide, physiologische Einflüsse, Screening-Methoden. In: Die Hyperlipidämien in Klinik und Praxis. Hrsg. G. HARTMANN u. F. WYSS. Bern-Stuttgart-Wien: H. Huber 1970, S. 39.
3. PEZOLD, F. A.: Lipide und Lipoproteide im Blutplasma. Berlin-Göttingen-Heidelberg: Springer 1961.
4. SCHWANDT, P: Die Hyperlipoproteinämien: Bedeutung – Diagnose – Therapie. Internist 12, 481 (1971).

3. Serumlipoproteine

Serumlipide sind an spezifische „Protein-Vehikel", die sogenannten Apolipoproteine, gebunden, wodurch es zur Bildung von wasserlöslichen Lipid-Protein-Komplexen, den sogenannten Lipoproteinen kommt.

Bereits in den beiden ersten Jahrzehnten dieses Jahrhunderts wurden Fett-Eiweißverbindungen im Serum vermutet, als verschiedene Autoren Phospholipide und Cholesterin in bestimmten Euglobulin-Unterfraktionen nachweisen konnten. MACHEBOEUF [1] war jedoch der erste, der (1929) eine Lipoproteinfraktion aus Pferdeserum isolierte, die konstante und charakteristische Mengen von Cholesterin und Phospholipiden enthielt. In den folgenden Jahren wurden Lipoproteine aus dem Blutserum vom Menschen und anderen Vertebraten isoliert und ihre physiko-chemischen Eigenschaften mit den verschiedensten Methoden untersucht. Zu diesen Trennverfahren gehörten die Ammoniumsulfat-Fällung, die Cohn-Fraktionierung, Banden- und Zonenelektrophoresen auf Papier, Zellulose, Agar und Stärke, die Fällung durch hochmolekulare Substanzen wie Dextransulfat und Polyvinylpyrrolidon, immunochemische, turbidimetrische und chromatographische Verfahren sowie die präparative und analytische Ultrazentrifugierung.

Heute steht fest, daß die Serumlipoproteine eine heterogene Gruppe von Verbindungen darstellen, die sich in Dichte, Zusammensetzung, Sedimentation, elektrophoretischer Beweglichkeit, immunochemischen Eigenschaften und Stoffwechsel unterscheiden.

Nomenklatur

Seit ihren Anfängen litt die Erforschung der Serumlipoproteine- und -lipide an dem Fehlen einer systematischen Einteilung, was zwar zu verschiedenen, aber glücklicherweise einander verwandten Methoden der Klassifizierung führte. 1956 empfahl das Komitee für Lipid- und Lipoprotein-Nomenklatur der Amerikanischen Gesellschaft zur Erforschung der Atherosklerose [2], die Lipoproteinfraktionen nach ihren Trennmethoden einzuteilen (Tabelle 3-1). 1962 wurde ein entsprechender Vorschlag von der Deutschen Gesellschaft für Physiologische Chemie unterbreitet [3]. Durch Dichte-Gradientenuntersuchungen ließen sich zwei Hauptgruppen der Serumlipoproteine identifizieren [4, 5]. Lipoproteine mit einer Dichte unter 1,063 g/ml wurden als Lipoproteine niedriger Dichte (LDL = low density lipoproteins) bezeichnet, solche mit einer Dichte über 1,063 g/ml heißen Lipoproteine hoher Dichte (HDL = high density lipoproteins). In Tabelle 3-1 sind darüber hinaus noch andere Charakteristika der einzelnen Lipoproteinklassen dargestellt. Für den Zweck dieser Monographie genügt die Einteilung der Serumlipoproteine in zwei Hauptkategorien, die auf der Herkunft ihres Fettanteiles basieren, nämlich die exogenen und endogenen Partikel. (Weitere Einzelheiten vgl. [6])

Tabelle 3-1. *Lipoproteine im menschlichen Blutserum*[a]

Name	Synonyme	Dichte g/ml	S_f^b	Protein-Vehikel (Apolipoprotein)	Wanderung bei Papierelektrophorese
Chylomikronen	primäre Partikel; sekundäre Partikel	< 1,006	> 400	A, B, C	Auftragsstelle
prä-β-Lipoproteine	tertiäre Partikel; Lipoproteine sehr niedriger Dichte	< 1,006	$20-10^5$	A, B	α_2
β-Lipoproteine	Lipoproteine niedriger Dichte	1,006–1,063	0–20	B	β
α-Lipoproteine	Lipoproteine hoher Dichte	1,063–1,210	—	A	α_1
Lipoproteine sehr hoher Dichte	—	> 1,210	—	A, Albumin	α_1
albumingebundene freie Fettsäuren	Lipalbumin	> 1,210	—	Albumin	Albumin

[a] Zusammengestellt nach zwei Übersichten von Fredrickson und Lees [4] und Sanbar [5].
S_f^b = Flotationseinheiten nach Svedberg. Eine $S_f = 10^{-13}$ cm/Sek/Dyn/g bei 26 °C in einer Natriumchloridlösung mit einer spezifischen Dichte von 1,063.

Exogene Partikel oder Chylomikronen

Chylomikronen stammen aus dem Nahrungsfett und gelangen über den Ductus thoracicus in die Blutbahn. Sie enthalten zu etwa 85 % Triglyceride, der Rest besteht aus Cholesterin, Phospholipiden und Protein. die Hydrolyse der Chylomikronen-Triglyceride wird von einem Klärfaktor, der Lipoproteinlipase, katalysiert. Für die Wirkung dieses Enzyms spielt Heparin offensichtlich eine Rolle als Co-Faktor. Protamin, Diisopropylfluorphosphat und Natriumcholat hemmen in vitro die Klärwirkung der Lipoproteinlipase. Eine gestörte Hydolyse der Chylomikronen, wie sie bei dem hereditären Lipoproteinlipasemangel auftreten kann, führt zu einem Anstau der Chylomikronen im Serum (Hyperchylomikronämie) und demzufolge zu einem Anstieg der Serumtriglycerid-Konzentration. Normalerweise sind Chylomikronen im 12-Stunden-Nüchternserum nicht mehr nachweisbar. In der Papierelektrophorese bleiben die Chylomikronen an der Auftragsstelle liegen, während alle anderen Serumlipoproteine anodenwärts wandern. Der Dichtegrad der Chylomikronen entspricht nahezu dem von reinem Fett.

Es sei jedoch daran erinnert, daß nicht alle Nahrungslipide über den Ductus thoracicus transportiert werden. Einige Lipide, zu denen eine kleine Menge der Phospholipide und, wesentlich wichtiger, die freien Fettsäuren (FFS) mit einer Kettenlänge von weniger als 10 bis 12 Kohlenstoffatomen gehören, gelangen direkt über die Pfortader in die Leber. Die aus mittellangkettigen Triglyceriden bestehenden Nahrungsfette werden hydrolysiert (verdaut), wobei mittellange oder kurzkettige Fettsäuren entstehen, die über die Pfortader als freie Fettsäuren befördert werden. Dabei werden jedoch keine Chylomikronen gebildet. Aus diesem Grunde hat sich gerade eine Diät mit einem vorwiegend aus mittellangkettigen Triglyceriden bestehenden Fettanteil bei Patienten mit Chylurie, chylösem Aszites, Chylothorax und familiärer Hyperlipoproteinämie vom Typ I bewährt; durch eine solche Diät wird die Chylomikronenbildung auf ein Minimum beschränkt.

Endogene Partikel

Zu den endogenen Partikeln gehören verschiedene Serumlipoproteine, die unter anderem eine charakteristische Zusammensetzung hinsichtlich ihres Triglycerid-, Cholesterin-, Phospholipid- und Proteingehaltes aufweisen.

Prä-β-Lipoproteine (Prä-β-LP)

Prä-β-Lipoproteine sind triglyceridreiche Lipoproteine, die sich normalerweise im Nüchternserum nur in sehr geringen Mengen oder überhaupt nicht finden. Sie bestehen zu 52 % aus Triglyceriden, zu 20 % aus Cholesterin, zu 18 % aus Phospholipiden und zu ungefähr 10 % aus Eiweiß. Die prä-β-LP stammen vorwiegend aus der Leber (im Gegensatz zu den Chylomikronen, die ihren Ursprung in der Nahrung haben). Ihre Triglyceride werden durch die gleiche Lipoproteinlipase hydrolysiert, die auch für die Klärung der Chylomikronen verantwortlich ist.

Die Triglyceridsynthese in der Leber ist sowohl von dem Vorhandensein von Kohlenhydraten, die den Glycerinanteil liefern, wie von FFS abhängig, die in der Leber synthetisiert werden oder aus den Depotfetten kommen. Eine erhöhte FFS-Freisetzung aus dem Fettgewebe würde in Verbindung mit einer Kohlenhydratintoleranz oder einem Diabetes mellitus eine exzessive Triglycerid- und damit prä-β-LP-Synthese in der Leber verursachen. Die prä-β-Lipoproteine gelangen dann ins Blut, wo sie zur Hyper-prä-β-Lipoproteinämie und damit zu erhöhten Triglyceridspiegeln führen.

Eine Hyper-prä-β-Lipoproteinämie läßt sich demnach entweder durch Einschränkung der Kohlenhydratzufuhr oder durch Hemmung der FFS-Freisetzung aus dem Fettgewebe unter Kontrolle bringen. Andererseits wird eine Hyper-prä-β-Lipoproteinämie durch kohlenhydratreiche Elrnährung oder eine gesteigerte Fettsäurefreisetzung ins Blut begünstigt. Auch bei gesunden Personen kann es durch kohlenhydratreiche Kost zur Ausbildung einer Hyper-prä-β-Lipoproteinämie kommen. Somit kann also die Hyper-prä-β-Lipoproteinämie entweder FFS- oder Kohlenhydrat induziert sein. In der Papierelektrophorese wandern – wie ihr Name sagt – die prä-β-Lipoproteine vor den β-LP. Ihre Dichte liegt unter 1,006 g/ml.

β-Lipoproteine (β-LP)

Die β-Lipoproteine machen die Hauptfraktion der Serumlipoproteine aus, ihre Konzentration beträgt normalerweise zwischen 360 und 400 mg %. Im Vergleich zu den anderen Serumlipoproteinen haben sie den höchsten Cholesteringehalt; sie bestehen zu 47 % aus Cholesterin, zu 23 % aus Phospholipiden, zu 21 % aus Protein und zu 9 % aus Triglyceriden. Ihre Dichte liegt zwischen 1,006 und 1,063 g/ml; ihre elektrophoretische Beweglichkeit ist der der β-Globuline ähnlich. Man nimmt an, daß sie in der Leber gebildet werden.

α-Lipoproteine (α-LP)

Die normale Konzentration der α-Lipoproteine im Serum beträgt 200 bis 260 mg %. Sie sind zu 46 % aus Eiweiß, zu 27 % aus Phospholipid, zu 19 % aus Cholesterin und zu 8 % aus Triglyceriden zusammengesetzt. Bei einer Dichte von 1,063 bis 1,210 g/ml ist ihre elektrophoretische Wanderungsgeschwindigkeit auf Papier ähnlich der der α2-Globuline. Sie entstehen wahrscheinlich in der Leber.

Lipoproteine sehr hoher Dichte (VHDLP)

Lipoproteine sehr hoher Dichte bestehen hauptsächlich aus Protein-Phospholipid-Komplexen mit einer Dichte von mehr als 1,210 g/ml [7]. Sie enthalten etwa 10 % der gesamten Serumphospholipide, hauptsächlich Lysolecithin und Lecithin. Sie könnten zum Teil α-Lipoproteine sein; die Dichtegrenze von 1,210 g/ml gegenüber den α-Lipoproteinen ist in der Tat willkürlich.

Albumingebundene Freie Fettsäuren (FFS)

Die freien Fettsäuren wurden bereits im vorhergehenden Kapitel erwähnt. In der Papierelektrophorese wandern sie mit ihrer Trägersubstanz Albumin; sie sind hier jedoch wegen ihrer geringen Konzentration nicht nachweisbar. Nur minimale Mengen von FFS werden mit anderen Serumlipoproteinen befördert. Bei Patienten mit schwerer Hypalbuminämie wird jedoch ein erheblicher Anteil der FFS zusammen mit anderen Lipoproteinen, wie z. B. den β-LP, transportiert.

Zusammenfassung

Serumlipide bilden zusammen mit spezifischen „Protein-Vehikeln", den sogenannten Apolipoproteinen, Lipoproteinkomplexe bestimmter Zusammensetzung, jedoch veränderlicher Dichte.
Nur die Chylomikronen stammen aus dem Nahrungsfett. Prä-β-LP, β-LP und α-LP entstehen wahrscheinlich in der Leber, während die albumingebundenen FFS zum größten Teil aus den Fettdepots kommen. Sowohl die Chylomikronen als auch die prä-β-LP sind triglyceridreich und im 12-Stunden-Nüchternplasma von Normalpersonen gar nicht oder nur in minimalen Konzentrationen nachweisbar. Die β-LP stellen die Hauptfraktion der Serumlipoproteine dar und sind vor allem reich an Cholesterin. Das phospholipidreiche α-LP ist das zweite Lipoprotein des Normalserums. Sowohl β-LP wie auch α-LP sind arm an Triglyceriden.

Literatur

1. MACHEBOEUF, M. A.: Recherches sur les phosphoaminolipides et les stérides du sérum et du plasma sanguins. Bull. Soc. Chim. Biol. 11, 268 (1929).
2. BRAGDON, J. H., EDER, H. A., GOULD, R. G., HAVEL, R. J.: Lipid and lipoprotein nomenclature. Circ. Res. 4, 129 (1956).
3. KLENK, E., DEBUCH, H., ZÖLLNER, N., WERLE, STAUDINGER, H., KLINGMÜLLER: Vorschlag zur Vereinheitlichung der Nomenklatur der Neutralfette und Lipoide. Biochem. Z. 335, 423 (1962).
4. FREDRICKSON, D. S., LEES, R. S.: Familial Hyperlipoproteinemia. In STANBURY, J. B., WYNGAARDEN, J. B., FREDRICKSON, D. S. (Eds.), The Metabolic Basis of Inherited Diseases (2d Ed.). New York: Blakiston Div., McGraw-Hill 1966, p. 429.

5. SANBAR, S. S.: Structure and Metabolism of Serum High Density Lipoproteins. Doctoral dissertation, University of Oklahoma, 1963.
6. PEZOLD, F. A.: Lipide und Lipoproteide im Blutplasma. Berlin-Göttingen-Heidelberg: Springer 1961.
7. ALAUPOVIC, P., SANBAR, S. S., FURMAN, R. H., SULLIVAN, M. L., WALRAVEN, S. L.: Studies of the composition and structure of serum lipoproteins: Isolation and characterization of very high density lipoproteins of human serum. Biochemistry 5, 4044 (1966).

4. Biochemische Defekte bei Hyperlipoproteinämie

Hyperlipoproteinämie kann eine Konzentrationsänderung einer einzigen Lipoproteinfraktion bedeuten, wie z. B. eine Vermehrung der Serum-β-Lipoproteine ohne Beteiligung der anderen Lipoproteinfraktionen. Gewöhnlich sind jedoch mehrere Serumlipoproteinfraktionen gleichzeitig verändert, wobei einige erhöht und andere vermindert sind; die Gesamtveränderung der Hyperlipoproteinämie besteht jedoch in einer Erhöhung der Konzentration von einer oder mehreren Serumlipidfraktionen. Sind gleichzeitig mehrere Lipoproteine betroffen, sollte der Begriff Dyslipoproteinämie statt Hyperlipoproteinämie verwandt werden, um ein abnormes Serumlipoproteinmuster zu kennzeichnen.

In diesem Kapitel werden sowohl der normale Lipoproteinstoffwechsel als auch die abnormen biochemischen Abläufe beschrieben, die mit einer Hyperlipoproteinämie oder Dyslipoproteinämie verknüpft sind.

Normaler Stoffwechsel der Serumlipoproteine

Chylomikronen

Mit Ausnahme der mittel- und kurzkettigen FFS gelangen die Nahrungsfette über den Ductus thoracicus in Form von Chylomikronen in die Blutbahn (Abb. 4-1). Nach ihrem Eintritt in die Blutbahn werden die Chylomikronen rasch entfernt, wobei ihre Halbwertzeit im Durchschnitt etwa 10 Minuten beträgt. Ihr Hauptanteil, die Triglyceride, werden von einer Lipoproteinlipase oder „Klärfaktor" hydrolysiert, der wahrscheinlich in den Kapillaren oder den Zellwänden lokalisiert ist. Durch parenterale Gabe von Heparin wird dieses Enzym in die Blutbahn freigesetzt, wodurch eine intravasculäre Triglyceridhydrolyse eingeleitet wird. Die Hydrolyse der Chylomikronentriglyceride führt zu Glycerin und FFS, die entweder zur Energiegewinnung verwendet oder in den Geweben in Form größerer Moleküle, z. B. den Triglyceriden der Fettdepots, gespeichert werden.

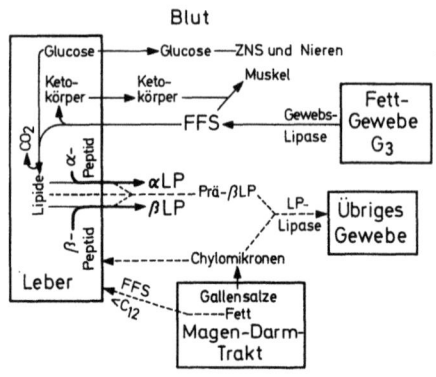

Abb. 4-1. Normaler Metabolismus der Serumlipoproteine
G_3 = Triglyceride

Hepatische Lipoproteine

Von der Leber synthetisierte und in den Kreislauf abgegebene Lipide können entweder mit Apolipoprotein A (α-Peptid) oder mit Apolipoprotein B (β-Peptid) zusammengesetzt sein, was zu α-LP bzw. β-LP führt (Abb. 4-1). Wie bereits vorher erwähnt, transportieren sowohl die α-LP wie die β-LP nur geringe Mengen von Triglyceriden; sie weisen im allgemeinen eine konstante Zusammensetzung hinsichtlich ihres Lipid- oder Proteinanteils auf [1]. Ihre Lipidanteile sind sowohl untereinander als auch mit denen der Chylomikronen und prä-β-LP austauschbar. Überdies wird der Lipidanteil der Serumlipoproteine unabhängig und schneller metabolisiert als der Proteinanteil. Die Halbwertzeit der Apolipoproteine A und B beträgt ungefähr 3–4 Tage. Es muß dabei betont werden, daß die Konzentration von α-LP und β-LP durch die Menge an zirkulierendem Apolipoprotein A bzw. B bestimmt wird.

Häufig übersteigt die Triglyceridsyntheserate in der Leber die Transportkapazität der α-LP und β-LP. Um diesem Triglyceridüberschuß Rechnung zu tragen, kommt es offensichtlich zu einer Verbindung von Apolipoprotein A und B (α- und β-Peptiden), was zur Bildung der sogenannten prä-β-LP führt (Abb. 4-1). Diese Lipoproteinfraktion besteht deshalb aus Apolipoprotein A und B. Der Triglyceridanteil der prä-β-LP wird ebenfalls von der Lipoproteinlipase hydrolysiert, die auch die Chylomikronen klärt. Wie bereits vorher erwähnt, sind im normalen 12-Stunden-Nüchternplasma keine oder nur geringe prä-β-LP-Mengen nachweisbar.

Albumingebundene Freie Fettsäuren

Die meisten der zirkulierenden freien Fettsäuren sind unter der Wirkung einer „hormonempfindlichen" Gewebslipase aus den Fettgewebstriglyceriden freigesetzt worden (Abb. 4-1). Diese Gewebslipase wird durch Insulin und Glucose gehemmt, durch Katecholamine, Glucagon, Wachstumshormon, Schilddrüsenhormon und ACTH stimuliert. [1].

Die FFS-Konzentration im Plasma (albumingebunden) hängt im allgemeinen direkt mit ihrer Freisetzungsrate in den Kreislauf zusammen. Somit spiegelt eine erhöhte FFS-Konzentration gewöhnlich eine gesteigerte Lipolyse wider. Die FFS werden aus dem Kreislauf sehr rasch zur Verwertung in den Geweben entfernt; ihre Halbwertzeit liegt zwischen einer und drei Minuten.

Dyslipoproteinämie mit herabgesetzter Lipoproteinlipase-Aktivität

Eine verminderte Aktivität der Lipoproteinlipase kann entweder auf einen hereditären Mangel an diesem Enzym zurückgeführt werden (Kapitel 6, Familiäre Hyperlipoproteinämie vom Typ I) oder auf eine Hemmung der Lipoproteinlipase, die in normalen Konzentrationen vorhanden ist. Ungeachtet dessen, ob ein Mangelzustand oder eine Hemmung der Lipoproteinlipase vorliegen (in Abb.

4-2 dargestellt als ein Block im Abbau der Chylomikronen und prä-β-LP), ist der Nettoeffekt ähnlich. Die Hydrolyse der Lipoproteintriglyceride ist vermindert, wodurch es zu einem Anstau von Chylomikronen und prä-β-LP sowie zu einem Anstieg der Serumtriglyceride kommt. Patienten mit einem Lipasemangel haben gewöhnlich niedrige FFS, was offensichtlich auf eine herabgesetzte Freisetzung der FFS im Kreislauf zurückzuführen ist [1]. Die Verminderung der β-LP- und α-LP-Konzentrationen ist teilweise dadurch bedingt, daß ihr Apolipoprotein die erhöhten Mengen der zirkulierenden Triglyceride in Form von Chylomikronen und prä-β-LP transportieren muß.

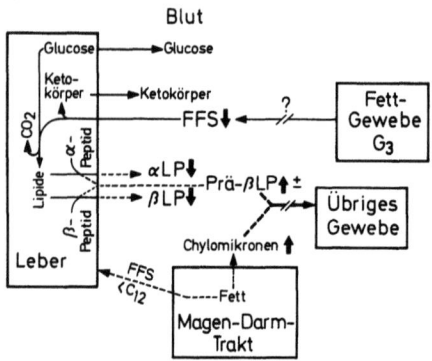

Abb. 4-2. Hyperchylomikronämie, eine Dyslipoproteinämie, die mit einer verminderten Aktivität der Lipoproteinlipase einhergeht
G_3 = Triglyceride

Dyslipoproteinämie mit gesteigerter Lipolyse

Die Freisetzung der FFS aus dem Fettgewebe hängt ab von einer Aktivität der Gewebslipase, die die Triglyceride hydrolysiert und die – wie bereits erwähnt – hormonempfindlich ist. Übersteigt das FFS-Angebot den Energiebedarf des Gewebes, so wirkt sich der FFS-Überschuß sowohl auf den Kohlenhydrat- als auch auf den Lipoproteinstoffwechsel aus (Abb. 4-3).

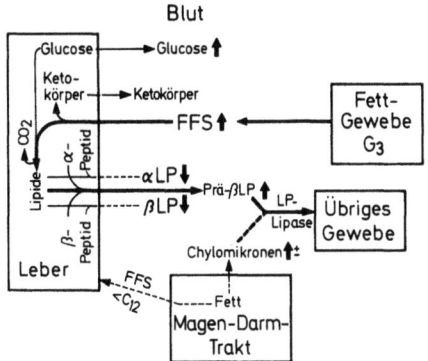

Abb. 4-3. Hyper-prä-β-Lipoproteinämie, eine Dyslipoproteinämie, die mit erhöhter Freisetzung von FFS aus dem Fettgewebe einhergeht
G_3 = Triglyceride

Einfluß erhöhter FFS auf die hepatische Lipoproteinsynthese

Mit Ausnahme des Nervensystems nehmen praktisch alle Gewebe des Organismus freie Fettsäuren aus dem Blut zur Deckung des Energiebedarfs bzw. uur Speicherung in Form von Gewebslipiden auf. Die Leber unterscheidet sich jedoch in zweifacher Hinsicht von den anderen FFS-aufnehmenden Organen. Zum einen ist die Leber nicht in der Lage, Ketokörper zu metabolisieren: Alle in der Leber produzierten Ketokörper werden in das Blut abgegeben zur Verwertung durch andere Gewebe, wie beispielsweise durch die Muskulatur. Die hepatische Ketokörperbildung wird teilweise vom Insulin gesteuert: bei Vorhandensein von Insulin wird sie unterdrückt, bei Insulinmangel begünstigt. Übersteigt die Ketokörperbildung durch die Leber die Verwertungsrate in den Geweben, kommt es zu einer Ketonämie und Ketonurie, wie zum Beispiel bei der diabetischen Ketoacidose.

Zum anderen verwertet die Leber FFS zur Synthese von Lipiden, die, an Apolipoproteine gebunden, an den Kreislauf abgegeben werden (s. Abb. 4-3). Bei übermäßigem FFS-Angebot an die Leber nimmt die Triglyceridsynthese erheblich zu. Andererseits scheint die Synthese von Apolipoprotein unverändert zu bleiben. Um die neugebildeten Lipide aus der Leber in den Kreislauf befördern zu können, verbinden sich die Apolipoproteine A und B (α- und β-Peptide) zu prä-β-LP, wobei sich die Transportkapazität für die Lipide erhöht. Demzufolge nimmt die Konzentration von Serum-α-LP und -β-LP ab. Übersteigt die Lipidsynthese in der Leber die

Freisetzungsrate der Lipide in den Kreislauf, so kommt es in den Leber-Parenchymzellen zu Lipidablagerungen, d. h. zur Ausbildung einer Fettleber und Hepatomegalie. Diese Veränderungen sind jedoch reversibel, wenn das überschüssige FFS-Angebot an die Leber kontrolliert wird. Die Lipidsynthese wird dann verringert, die prä-β-LP-Bildung geht zurück, die α-LP und die β-LP-Konzentrationen nehmen wieder zu, und die Hepatomegalie nimmt mit dem Rückgang der Fettablagerungen wieder ab.

Hyper-β-Lipoproteinämie

Eine Hyper-β-Lipoproteinämie manifestiert sich in erhöhten Serumkonzentrationen von Cholesterin, Phospholipiden und Apolipoprotein B (β-Peptid), dem „Protein-Vehikel" der β-LP. Theoretisch kann die Ursache in einer gesteigerten Produktion, einem verminderten Abbau oder beiden Komponenten des Lipid- wie des Eiweiß-Anteils der β-LP liegen (Abb. 4-4). Im wesentlichen wird die Konzentration der Serum-β-LP (und analog auch der α-LP) durch das Vorhandensein des zugehörigen Apolipoproteins bestimmt. Man weiß sehr wohl, daß Faktoren, die die Apolipoproteinbildung vermindern, zu einer Hypolipoproteinämie führen. Das gilt z. B. für das angeborene Fehlen von β-Peptid bei Patienten mit Acanthocytose, die sich im Fehlen der Serum-β-LP und einer Hypolipidämie äußert [1]. (Dieses Krankheitsbild erinnert an andere genetisch determinierte Dysproteinämien wie die Analbuminämie, die Agammaglobulinämie und die Afibrinogenämie.) In ähnlicher Weise führt der Mangel an Nahrungsproteinen – wie z. B. bei Unterernährung – oder die Hemmung der Proteinsynthese insgesamt in der Leber – wie beispielsweise durch Puromycin, Tetrachlorkohlenstoff und Äthionin – zu einer Hypolipoproteinämie, die möglicherweise zum Teil sekundär durch die herabgesetzte Apolipoproteinsynthese bedingt ist.

Andererseits bewirken Faktoren, die die Apolipoprotein-Konzentration im Serum erhöhen, eine Hyperlipoproteinämie. So kann zum Beispiel eine gesteigerte Apolipoproteinbildung durch eine allgemeine Stimulierung der Proteinsynthese in der Leber bedingt sein, wie das bei Patienten mit Proteinurie (Nephrotisches Syn-

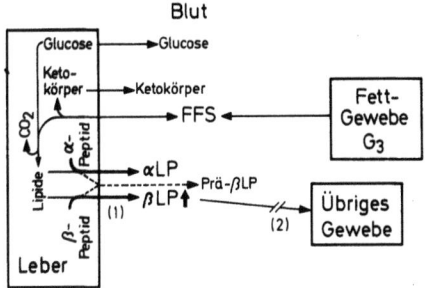

Abb. 4-4. Hyper-β-Lipoproteinämie aufgrund von (1) erhöhter Produktion oder (2) vermindertem Abbau von β-LP
G_3 = Triglyceride

drom) oder nach der Gabe großer Östrogenmengen, Äthylalkohol und Trijodthyronin der Fall ist. Als Folge der Apolipoproteinvermehrung entsteht eine Hyperlipoproteinämie. Bei einigen Patienten ist die gesteigerte Apolipoprotein-B-Bildung möglicherweise genetisch bedingt (s. Kapitel 7, Familiäre Hyperlipoproteinämie vom Typ II). Schließlich kann eine Hyper-β-Lipoproteinämie noch durch einen verminderten Abbau der Serumlipoproteine bedingt sein (in Abb. 4-4 durch den unterbrochenen Pfeil dargestellt), wie das zum Beispiel bei Patienten mit Hypophysenunterfunktion und Hypothyreose der Fall ist.

Hyper-α-Lipoproteinämie

Die in der Diskussion um die Hyper-β-Lipoproteinämie erwähnten Punkte lassen sich ganz allgemein auch auf die Hyper-α-Lipoproteinämie anwenden. Das Vorhandensein von Apolipoprotein A (α-Peptid) bestimmt zum Teil die Konzentration der Serum-α-LP. Ein angeborener Mangel an α-Peptid, wie er bei der Tangier Krankheit vorliegt, manifestiert sich unter anderem in einem Fehlen zirkulierender α-LP [1]. Theoretisch wäre hier eine vermehrte Bildung oder ein verminderter Abbau von Apolipoprotein A als Ursache für eine Hyper-α-Lipoproteinämie denkbar. Bisher wurde allerdings noch keine hereditäre Hyper-α-Lipoproteinämie beschrieben, wie das bei der Hyper-β-Lipoproteinämie der Fall ist.

Schließlich wird bei Patienten mit biliärer Cirrhose ein besonderer Typ von Hyper-α-Lipoproteinämie beobachtet. Wir werden darauf im nächsten Kapitel genauer eingehen.

Literatur

1. FREDRICKSON, D. S., LEVY, R. I., LEES, R. S: Fat transport in lipoproteins: An integrated approach to mechanisms and disorders. New Engl. J. Med. **276,** 34, 94 and 148 (1967).

5. Sekundäre Hyperlipoproteinämie

Die Kenntnis der Ursache ist ein Schlüssel zur spezifischen Behandlung jedes klinischen Krankheitsbildes. Daraus folgt, daß ein Patient mit einer persistierenden Nüchternhyperlipoproteinämie äußerst gründlich untersucht werden sollte, damit die mögliche Ursache gefunden und eine entsprechende Behandlung durchgeführt werden kann.

Die „Hyperlipoproteinämie (Hyperlipidämie) Übersichtsseite" (Abb. 5-1) faßt einige der Laboruntersuchungen zusammen, die bei der Untersuchung solcher Patienten von Nutzen sein können. Mit diesen Tests sollen im wesentlichen metabolische, endokrine, hepatische, pankreatische oder renale Erkrankungen erfaßt werden, die zu Hyperlipoproteinämien führen können. Es sollte jedoch auch besonderes Augenmerk auf Familienanamnese, Diät, Streß und die vom Patienten gegenwärtig eingenommenen Medikamente gerichtet werden, da alle diese Faktoren bis zu einem gewissen Grad an der Entstehung der Hyperlipoproteinämie beteiligt sein können. Läßt sich für die Hyperlipoproteinämie keine sekundäre Ursache nachweisen, spricht man von einer essentiellen, idiopathischen oder familiären Hyperlipoproteinämie (Hyperlipidämie).

Dieses Kapitel behandelt die bekannten Hyperlipoproteinämie-Ursachen, während in den folgenden Kapiteln die fünf allgemein bekannten Typen von familiärer Hyperlipoproteinämie beschrieben werden.

Nahrungsinduzierte Hyperlipoproteinämie

Über den Einfluß verschiedener Diäten auf die Serumlipide gibt es umfangreiche Literatur. Heutzutage steht fest, daß Schwankungen der Serumlipide bei bestimmten Bevölkerungsgruppen eng mit den

Hyperlipoproteinämie (Hyperlipidämie) Übersichtsseite	Ort Datum Dienst
Gegenwärtiger klinischer Befund	
	Reg.-Nr. Klasse
	Name
	Adresse

	Untersuchungsliste
	* Serumlipide
	Triglycerid
	Cholesterin
	Phospholipide
Medikamente:	FFS
Diagnosen:	Lipoproteinmuster
	☐ Hyperchylo- ☐ Hyper-prä-β-LP
Hyperlipoproteinämie (Hyperlipidämie): Ja Nein	micronämie
☐ ☐	☐ Hyper-β-LP ☐ Hypo-β-LP
☐ Familiär Typ I II III IV V	☐ Hypo-α-LP
☐ sekundär bei _____	Lipoproteinlipase-Aktivität
	☐ normal ☐ niedrig
Komplikationen:	* FBS
☐ Xanthelasmen ☐ Xanthome eruptiv ☐	* Glucosetoleranztest
☐ Lipämia retinalis cutan ☐	* Harnsäure
☐ Arcus senilis tendinös ☐	
☐ Gefäßsklerose Abdominalbeschwerden ☐	* PBI
☐ Herz ☐ gastro-intestinal Hepatomegalie ☐	* Serumprotein Albumin/Globulin
☐ Zentralnervensystem Splenomegalie ☐	* SGOT
☐ Hypertonus Gallensteine ☐	Serumamylase
☐ Diabetes mellitus	Serumlipase
☐ Hyperurikämie	* Serumkreatinin
	* Serumharnstoff –N
	* Urinanalyse pH
	Albumin Zylinder
Andere Diagnosen:	Zucker Leukocyten
	Epithelien Erythrocyten
	* Thorax Röntgen: normal Ja Nein
	☐ ☐
Verordnungen:	* EKG: normal Ja Nein
	☐ ☐
	Andere Untersuchungen:
Alter ____ Geschlecht ____ Größe ____ Gewicht ____	* Muß bei allen Patienten mit Hyperlipoproteinämie durchgeführt werden.

Abb. 5-1. Erhebungsbogen, der an der Universitätsklinik der Universität Michigan, Ann Arbor, bei Patienten mit Hyperlipoproteinämie benutzt wird.

Ernährungsgewohnheiten korreliert sind. Im allgemeinen lassen sich höhere Serumlipide dann nachweisen, wenn die Nahrung entweder überkalorisch oder aber bezüglich der Hauptnahrungsstoffe ausgesprochen fehlbilanziert ist. Bei gesunden Personen kann eine fettarme, kohlenhydratreiche Kost zu einer Hypertriglyceridämie führen, die auf einer Vermehrung der prä-β-Lipoproteine (prä-β-LP) beruht. Andererseits kann eine fettreiche, kohlenhydratarme Kost eine durch β-Lipoproteinvermehrung (β-LP) bedingte Hypercholesterinämie hervorrufen, insbesondere dann, wenn der Hauptanteil der Fette gesättigt ist. Die Auswirkungen einer fehlbilanzierten oder ungeeigneten Ernährung auf die Serumlipoproteine ist im allgemeinen bei Patienten mit metabolischen oder endokrinen Störungen stärker ausgeprägt.

Da die Ernährung die Serumlipoproteine beeinflußt, sollte nach der Ursache für eine Hyperlipoproteinämie erst gesucht werden, wenn der Patient für ein bis zwei Wochen auf einer mehr oder weniger „geeigneten", „bilanzierten", „geregelten" oder sogenannten „Durchschnitts-Diät" gehalten wurde, die möglicherweise ausgedehnt werden sollte, wenn sich der Patient für längere Zeit mit ungewohnten Kost-Formen ernährt hat. Das wird durch das Beispiel eines Patienten veranschaulicht (Tabelle 5-1), bei dem man eine Hypercholesterinämie feststellte, nachdem er sich aus religiösen Gründen 8 Monate lang mit einer fett- und eiweißreichen, jedoch kohlenhydratarmen Kost ernährt hatte. Nachdem der Patient auf eine normale Kost gesetzt wurde, normalisierte sich das Serumcholesterin nach einigen Monaten.

Tabelle 5-1. *Hyper-β-Lipoproteinämie nach 8 Monaten fettreicher Ernährung.*[a] *Normalisierte Lipoproteine und Lipide bei Normalkost*

	Fettreiche Kost[a]	Normalkost			
Serumbestimmung	9. 8. 67	21. 8. 67	25. 8. 67	28. 8. 67	5. 3. 68
Lipoprotein (Papierelektrophorese)	Hyper-β-Lipoproteinämie	Hyper-β-Lipoproteinämie	–	–	Normal
Cholesterin (mg%)	357	319	285	270	204
Phospholipide (mg%)	447	375	339	–	–
Triglyceride (mg%)	128	87	123	–	–

[a] Gesamtkalorien = 2000; Fett = 130 g; Kohlenhydrate = 81 g; Protein = 124 g.

Streßbedingte Hyperlipoproteinämie

Es liegen genügend klinische Hinweise dafür vor, daß Streß zu Hypercholesterinämie führt, so z. B. bei Studenten vor dem Examen oder bei Patienten während der psychiatrischen Analyse oder mit einer akuten Erkrankung wie dem Herzinfarkt. Eben wegen der Bedeutung des Streß als möglicher Ursache sollte sich die Diagnose einer Hypercholesterinämie nicht auf eine einzige Cholesterinbestimmung stützen, besonders, wenn diese während des ersten Sprechstunden-Besuches des Patienten oder unmittelbar nach seiner Klinikeinweisung durchgeführt wird. Wenn man gleichzeitig die Einstellung des Patienten zu seinem Gesundheitszustand, seine finanziellen Verhältnisse und seine familiären Nöte mit in Betracht zieht, insbesondere, wenn der Patient aus Krankheitsgründen nicht arbeiten kann, dann sollte man nicht überrascht sein, wenn man zu diesen Zeitpunkten leicht erhöhte Serumcholesterinspiegel findet.

Aus diesem Grund ist es wichtig, die Hyperlipidämiediagnose durch mehrere Cholesterin- und Triglyceridbestimmungen im Serum zu sichern. Es wäre außerdem wünschenswert, wenn die Blutabnahmen von derselben Person und in demselben Raum durchgeführt würden. Bei stationären Patienten bestimmt man die Serumlipide am besten erst einige Tage nach der Krankenhausaufnahme oder während der Rekonvaleszenzperiode nach einer akuten Krankheit, wie z. B. einem Infarkt, einem Apoplex, einer größeren Operation oder dergleichen.

Hyperlipoproteinämie aufgrund von Stoffwechselerkrankungen

Hyperglykämie (Diabetes mellitus)

Insulinbehandelte Diabetiker unter dreißig Jahren haben normale Serumlipide und Lipoproteine [1]. Nur bei Patienten mit schlecht eingestelltem Diabetes zeigt sich eine leichte bis mäßige Erhöhung der Plasma-FFS, prä-β-LP und Ketokörper als Vorläufer einer Ketoacidose und Xanthomatose.

Bei der diabetischen Ketoacidose erscheint die Hyperlipoproteinämie als regelmäßiges Symptom, das teilweise durch eine gesteigerte Lipolyse bedingt ist, die ihrerseits wieder zu einer Hyperprä-β-Lipoproteinämie führt (s. Abb. 4-3). Zusätzlich kann beim unkontrollierten Diabetes die Lipoproteinlipase-Aktivität gehemmt sein. Demzufolge ist die Elimination der triglyceridreichen Lipoproteine aus dem Blut herabgesetzt, wodurch sowohl die Hyper-prä-β-Lipoproteinämie verschlimmert als auch eine Vermehrung der Chylomikronen verursacht werden (Abb. 4-2). Unter diesen Umständen sind die α-LP- und β-LP-Konzentrationen herabgesetzt. Nach Einstellung des Diabetes normalisieren sich die Lipoprotein-Konzentrationen im Serum rasch. Andererseits bleibt die Hyperlipoproteinämie bestehen, wenn der Diabetes über einen längeren Zeitraum hinweg schlecht eingestellt ist. Die Hyperlipoproteinämie kann dabei so ausgeprägt sein, daß es zu einer Lipämia retinalis und zeitweise sogar zu eruptiven Xanthomen kommt, die als diabetische Xanthome bezeichnet werden. Befallen sind vorwiegend die Extremitäten, der Rumpf und das Gesäß; die Xanthome bestehen aus gelblichen papulösen Veränderungen, die sich innerhalb kurzer Zeit zurückbilden, wenn der Diabetes gut eingestellt ist. Tritt der Diabetes bei Erwachsenen auf, so liegen die Serumlipide, insbesondere die Triglyceride (aufgrund erhöhter prä-β-LP) und die FFS, etwas höher als bei nichtdiabetischen Personen gleichen Alters.

Bleiben beim erwachsenen und adipösen Diabetiker trotz optimaler Diabeteseinstellung die Serumlipide stark erhöht und besteht keine Ketose, so liegt gewöhnlich eine familiäre Hyperlipoproteinämie vom Typ V vor (s. Kapitel 10). Patienten mit lipatrophischem Diabetes sprechen häufig kaum auf Insulin an und haben eine Hyperlipoproteinämie, Hepatomegalie und Atrophie des Fettgewebes; sie neigen nicht zur Ketacidose. Schließlich findet sich bei Diabetikern mit Kimmelstiel-Wilson-Syndrom eine mäßige Hyperlipoproteinämie, die zum Teil sekundär durch die Proteinurie bedingt ist, was in einem späteren Kapitel über Nierenerkrankungen noch besprochen werden wird.

Hypoglykämie

Erhöhte Plasmainsulinspiegel, bedingt durch erhöhte Insulinzufuhr, orale Antidiabetika oder ein β-Zelladenom des Pankreas, begünstigen die Glucoseverwertung und senken den Blutzuckerspiegel. Unter diesen Umständen bildet sich keine Hyperlipoproteinämie aus. Andererseits ist, bei normaler oder herabgesetzter

Insulinsekretion, eine Hypoglykämie fast immer die Folge einer verminderten Glucosefreisetzung aus der Leber in den Kreislauf, wie das bei der Glykogenspeicherkrankheit, der hereditären Fructoseintoleranz (bedingt durch den Mangel an der Fructose-1-phosphat-spaltenden Aldolase in der Leber), der Galactosämie und der idiopathischen familiären Hypoglykämie der Fall ist. Bei einigen dieser Erkrankungen [2, 3] konnte eine gesteigerte Lipolyse nachgewiesen werden, die vermutlich auf ein vermindertes Glucoseangebot an die Gewebe zurückzuführen ist. Eine Hyperlipoproteinämie tritt bei den Cori-Typen 1, 3 und 6 der Glykogenspeicherkrankheit auf (10 Typen sind allgemein bekannt). Bei diesen Patienten findet sich ebenfalls eine Hypoglykämie (bedingt durch die verminderte hepatische Glucosefreisetzung), eine Hepatomegalie (hervorgerufen durch Glykogen- sowie durch Fettspeicherung), Hyperlactacidämie, Hyperurikämie und Tophi. Diese drei Typen lassen sich kurz wie folgt beschreiben:

Die Glykogenspeicherkrankheit vom Typ 1, auch als die von Gierkesche Krankheit bekannt, wird durch einen Mangel an Glucose-6-phosphatase hervorgerufen. Der niedrige Blutzucker steigt weder nach Glucagon- noch nach Adrenalin-Injektionen an. Die Plasma-FFS- und prä-β-LP-Konzentrationen sind abnorm hoch. Die Serum-β-LP können normal oder erhöht sein, während die α-LP normal oder vermindert sein können. Alle Serumlipidfraktionen, insbesondere die Triglyceride und Phospholipide, neigen zu erhöhten Werten.

Patienten mit Glykogenspeicherkrankheit Typ 3, die auch als „debrancher deficiency" oder Forbessche Erkrankung bezeichnet wird, haben eine defekte Amylo-1,6-Glucosidase. Die klinische Manifestation ist bei diesen Patienten weniger ausgeprägt als bei Patienten vom Typ 1. Auch die Hyperlipoproteinämie ist weniger deutlich. Die Hyper-β-Lipoproteinämie mag überwiegen − dennoch zeigen alle Serumlipidfraktionen eine Tendenz zu erhöhten Werten. Patienten mit Glykogenspeicherkrankheit Typ 6, oder der Hersschen Erkrankung, weisen einen Mangel an Hepatophosphorylase auf; die klinischen Symptome sind denen des Typ 3 ähnlich, einschließlich der ebenfalls nur schwach ausgeprägten Hyperlipoproteinämie. Es sei nachdrücklich darauf hingewiesen, daß die Nüchtern-Blutzuckerspiegel bei Patienten mit Glykogenspeicherkrankheiten, einschließlich der Typen 3 und 6, gelegentlich im Normbereich liegen können. Infolgedessen kann es bei diesen Patienten zu der Fehldiagnose „familiäre oder essentielle Hyperlipoproteinämie" kommen. Der Verdacht auf eine Glykogenspeicherkrankheit sollte aufkommen, wenn sich bei der Leberbiopsie Glykogenablagerungen finden und der Glucagontest eine unter dem Durchschnitt liegende Hyperglykämiereaktion ergibt.

Dysproteinämie

Albumin ist von größter Bedeutung bei der Aufrechterhaltung des serumosmotischen Druckes. Eine Verminderung der Serumalbumin-Konzentration, durch welche Ursache auch immer bedingt, führt zu einer Senkung des kolloid-osmotischen Druckes. Kompensatorisch nimmt die Bildung aller Serumproteine in der Leber zu, wozu auch die die Serumlipide transportierenden Apolipoproteine gehören. Als Folge der gesteigerten Apolipoproteinbildung werden mehr Lipide im Blut transportiert, was zu einer Hyperlipoproteinämie führt. So wurden zum Beispiel Hyperlipoproteinämien beschrieben bei Patienten mit Analbuminämie, einem offensichtlich autosomal rezessiv vererbten seltenen Defekt, als dessen Ursache man eine Hemmung der Albuminsynthese in der Leber annimmt [4]. Wesentlich häufiger geht eine Hyper-β-Lipoproteinämie mit einer Hypalbuminämie einher, die auf Albuminverluste im Urin bei Patienten mit nephrotischem Syndrom zurückzuführen ist, und die gelegentlich auch bei bestimmten Patienten mit proteinverlierender Enteropathie beobachtet wird.

Durch intravenöse Gabe von Albumin oder synthetischen Plasmavolumenexpandern — wie zum Beispiel Dextran oder Polyvinylpyrrolidon — kommt es bei Patienten mit Hypalbuminämie zu einem Anstieg des kolloid-osmotischen Druckes und als Folge davon zu einer Wiederabnahme der hepatischen Serumprotein- sowie der Apolipoproteinproduktion. Dadurch geht die Hyperlipoproteinämie zurück.

Bei Patienten mit Hypoglobulinämie entwickelt sich allem Anschein nach keine Hyperlipoproteinämie. Andererseits können bei Patienten mit multiplem Myelom oder Makroglobulinämie Waldenström Hyperlipoproteinämien auftreten [5, 6], die wahrscheinlich auf eine Lipidbindung durch das Myelomprotein bzw. Makroglobulin zurückzuführen sind.

Gewebslipidosen

Die Adipositas als die häufigste Lipidose kann mit erhöhten Plasma-FFS-Nüchternspiegeln und gelegentlich mit einer durch den Anstieg von prä-β-LP bedingten Hypertriglyceridämie einhergehen.

Bei Kindern können Veränderungen der Serumlipide im Rahmen einiger seltener Erkrankungen vorkommen. So kann bei Patienten mit Morbus Gaucher die Serumtriglycerid-Konzentration normal oder erhöht sein, während Cholesterin, Phospholipide und α-LP im Serum zu niedrigen Werten neigen. Der Morbus Gaucher ist eine familiäre Erkrankung, die durch einen Mangel an Glucocerebrosidhydrolase (oder „splitting enzyme") bedingt ist, was eine vermehrte Ablagerung von Glucocerebrosiden in den reticuloendothelialen Zellen zur Folge hat. Zu den typischen Merkmalen gehören die großen Gaucher-Zellen, eine Hepatosplenomegalie und eine erhöhte saure Phosphatase im Serum.

Bei Patienten mit Niemann-Pickscher Erkrankung können die Serumtriglyceride und gelegentlich auch das Cholesterin und die Phospholipide erhöht sein, während die α-LP herabgesetzt sind. Bei diesem Krankheitsbild finden sich Ablagerungen von Sphingomyelin und nicht verestertem Cholesterin in großen Schaumzellen überall im Organismus, eine massive Hepatosplenomegalie, kirschrote Flecken in der macula retinae, Lungeninfiltrate sowie schwere geistige und körperliche Verlangsamung. Die Patienten sterben gewöhnlich im Kindesalter.

Schließlich können Serumlipidveränderungen, die denen bei der Niemann-Pickschen Erkrankung ähnlich sind, auch bei Patienten mit Morbus Tay-Sachs — einer infantilen Variante der familiären amaurotischen Idiotie — auftreten. Daneben gibt es noch zwei weitere Varianten, nämlich die spätinfantile (BIELCHOWSKY-JANSKY) und die juvenile Form (SPIELMEYER-VOGT). Kinder mit Tay-Sachsscher Erkrankung zeigen Demens, Paralyse und eine mit einem kirschroten Fleck in der Retina einhergehende Erblindung. Ihre Ganglien-Zellen (z. B. Zellen des Meissnerschen Plexus, der durch Rectumbiopsie zugänglich ist) sind mit Monosialogangliosiden überladen (Acylsphinogosin-N-triose-N-acetylneuraminsäure).

Andere Stoffwechselerkrankungen

Hyperurikämie und Gicht. Patienten mit primärer Gicht weisen gewöhnlich leicht erhöhte Serumcholesterin- und -triglyceridwerte auf, was vorwiegend durch eine Vermehrung der prä-β-LP bedingt ist [7]. Findet sich eine Hyperurikämie mit einer ausgeprägten Hyperlipoproteinämie, so ist erstere höchstwahrscheinlich sekundär, wie das z. B. bei Patienten mit familiärer Hyperlipoproteinämie vom Typ IV und V (s. Kapitel 9 und 10) oder der Glykogenspeicherkrankheit (VON GIERKE) der Fall ist.

Amyloidose. Bei Patienten mit familiärem Mittelmeerfieber – einer genetisch bedingten Erkrankung, die vorwiegend im Mittelmeerraum auftritt – kann sich eine Annyloidnephropathie entwickeln, die ihrerseits über ein nephrotisches Syndrom zu einer Hyperlipidämie führt.

Anorexia nervosa. Bei diesem Krankheitsbild wurde das Auftreten von Hypercholesterinämien beschrieben [8].

Idiopathische Hypercalcämie. Die idiopathische Hypercalcämie kann mit einer Hypercholesterinämie und gelegentlich mit einer Hypertriglyceridämie einhergehen [9].

Hyperlipoproteinämien aufgrund endokriner Erkrankungen

Schilddrüsenerkrankungen

Bei der *Hypothyreose (Myxödem)* können sowohl die Serum-β-Lipoproteine als auch die prä-β-Lipoproteine oder beide erhöht sein [9]. Somit kann es zu einer Hypercholesterinämie mit oder ohne Hypertriglyceridämie kommen. Die Hyperlipoproteinämie ist zum Teil auf eine verminderte Abbaurate der Serumlipoproteine zurückzuführen (s. Abb. 4-4). Bei hypothyreoten Patienten mit langdauernder oder ausgeprägter Hyperlipoproteinämie wurden Xanthome beschrieben; bei Patienten mit schwerer Hypertriglyceridämie entwickeln sich eruptive Xanthome. Unter Substitutionsbehandlung kommt es zu einer Normalisierung der Serumlipoproteine und Rückbildung des Xanthome.

Patienten mit *Hyperthyreose* haben erhöhte Plasma-FFS-Werte, was durch die die Lipolyse begünstigende Wirkung der Schilddrüsenhormone bedingt ist. Die Serumlipoproteine sind vermindert; es besteht eine Hypocholesterinämie.

Hypophysenerkrankungen

Patienten mit primärer oder sekundärer *Hypophysenunterfunktion* haben häufig eine Hyperlipidämie, was entweder durch die Hypothyreose oder die Nebennierenunterfunktion bedingt sein kann [10]. Eine Substitutionstherapie mit Hormonen normalisiert die Serumlipide. Patienten mit *Hypophysenüberfunktion* entwickeln gelegentlich eine Hyperlipoproteinämie, die teilweise auf die lipolytische Wirkung von Hypophysenhormonen (z. B. ACTH oder Wachstumshormon) zurückzuführen ist.

Andere Endokrinopathien

Fast alle Hormone beeinflussen den Fettstoffwechsel auf die eine oder andere Weise, so daß Veränderungen bei den Serumlipoproteinen fast jede endokrine Erkrankung begleiten können. Neben den Schilddrüsen- und Hypophysenerkrankungen finden sich auch beim *Phäochromocytom* infolge der catecholaminbedingten Lipolysesteigerung erhöhte Plasma-FFS. *Nebennieren*überfunktionen und -unterfunktionen können ebenfalls von Hyperlipidämien begleitet sein. Auch das *Parathormon* scheint in gewisser Weise an der Regulation der Blutlipide beteiligt zu sein, möglicherweise bei Nierenerkrankungen mit sekundärem Hyperparathyreoidismus. Im Tierversuch kommt es nach Injektion von Nebenschilddrüsenextrakt zu einer leichten Hyperlipidämie. Weiter fällt das Serumcholesterin nach Parathyreodektomie ab und kann durch Injektion von Nebenschilddrüsenextrakten wieder angehoben werden [11].

Sexualhormone beeinflussen ebenfalls die Serumlipide. In der Schwangerschaft oder nach Einnahme von Ovulationshemmern kann sich eine leichte Hypercholesterinämie, Hypertriglyceridämie und prä-β-Lipoproteinämie ausbilden [12]. Der Einfluß von Androgenen und Anabolika auf die Serumlipide ist sehr unterschiedlich und von der Struktur des Hormons abhängig.

Hyperlipoproteinämie infolge von Lebererkrankungen

Ein primärer (intrahepatischer) und sekundärer (extrahepatischer) Gallenwegsverschluß geht mit einer charakteristischen Hyperlipoproteinämie einher [9, 13], die folgende typische Merkmale zeigt: Einmal findet sich ein deutlicher Anstieg von Cholesterin und Phospholipiden im Serum, während Triglyceride und FFS entweder normal oder leicht erhöht sind. Zum anderen ist die Hypercholesterinämie hauptsächlich auf eine Vermehrung des freien Cholesterins zurückzuführen. Demzufolge ist der Anteil des Estercholesterins im Serum auf weniger als 50 % des Gesamtcholesterins vermindert; normalerweise sind bekanntlich 70 bis 75 % des Gesamtcholesterins im Serum verestert. Drittens ist der Anstieg der Serumphospholipide proportional größer als der des Cholesterins, was zu einem Cholesterin-Phospholipid-Quotienten von etwa 0,5 führt, im Vergleich zu einem normalen Quotienten von mehr als 0,8. Viertens finden sich vermehrte α-LP, die sich papierelektrophoretisch oder immunochemisch nachweisen lassen [9].

Weiter kann sich bei der biliären Cirrhose im Serum vermehrt ein atypisches Lipoprotein finden, das sich immunologisch von den α-LP und β-LP unterscheidet [14]. Von besonderem Interesse ist jedoch der ungewöhnlich niedrige Eiweißgehalt (etwa 5 %) bei diesem erhöhten Lipoprotein, das sowohl ein α-LP als auch ein sogenanntes Verschlußlipoprotein sein kann. Wegen seines niedrigen Eiweiß- und gleichzeitig hohen Lipidgehaltes liegt die Dichte dieses Serum-α-LP unter 1,063 g/ml; die normale Dichte der α-LP ist größer als 1,063 g/ml. Aus diesem Grunde wird dieses α-LP bei der Analyse in der präparativen oder analytischen Ultrazentrifuge häufig mit dem β-LP verwechselt. Bei manchen Patienten kann sich außerdem vermehrt β-LP im Serum finden.

Bei der biliären Cirrhose kann die Hyperlipoproteinämie so ausgeprägt sein, daß sich innerhalb weniger Monate nach Auftreten des Ikterus eine generalisierte Xanthomatose entwickeln kann. Befallen sind dabei nicht nur die Haut, sondern auch die Schleimhäute des Mundes, des Gaumens und des Nasen-Rachen-Raumes sowie Herz und Blutgefäße. Durch Cholestyramin, das zur Behandlung des Juckreizes bei der biliären Cirrhose gegeben wird, lassen sich auch die Hyperlipoproteinämie und die Xanthomatose erfolgreich behandeln [15].

Im fortgeschrittenen oder Terminalstadium der biliären Cirrhose und bei Patienten mit schwerer Leberzellstörung infolge anderer Ursachen fallen die Serumlipide und Lipoproteine wesentlich unter Normalwerte ab, was wahrscheinlich durch die verminderte Lipoproteinbildung in der Leber bedingt ist.

Hyperlipoproteinämie bei Pankreatitis

Die Häufigkeit einer Hyperlipoproteinämie bei Patienten mit akuter oder chronisch rezidivierender Pankreatitis wird mit 3 bis 12 % angegeben. Hierbei handelt es sich um Patienten, bei denen der Anstieg der Serum-prä-β-LP und manchmal auch der Chylomikronen entweder während oder nach der akuten Pankreatitisphase auftritt. Es ist jedoch wichtig festzustellen, daß eine vergleichbare Hyperlipoproteinämie einem Pankreatitisschub vorangehen und ihn sogar auslösen kann, wie das in den Kapiteln 6, 9 und 10 noch diskutiert wird. Aus diesem Grunde soll man beim Vorliegen einer Pankreatitis und einer Hyperlipoproteinämie immer versuchen, zwischen auslösender Ursache und Folgezustand zu differenzieren.

Auf welche Weise eine Pankreatitis zu einer Hyperlipoproteinämie führt, ist unklar. Sowohl eine gesteigerte hepatische Bildung von prä-β-LP als auch ein verminderter Abbau der Serum-prä-β-LP und Chylomikronen können eine Rolle spielen. So wurde vermutet, daß Patienten mit Pankreatitis, bei denen sich eine Hyperlipoproteinämie ausbildet, „einen subklinischen Defekt im Fettstoffwechsel haben, der mit einer gestörten Fähigkeit zur Klärung der zirkulierenden Glyceride einhergeht. Weiter wurde angenommen, daß dieser Defekt latent vorhanden gewesen sein kann, und daß er erst durch die Pankreatitis aggraviert und klinisch manifest geworden ist" [16].

Zur Behandlung der Hyperlipoproteinämie mit Pankreatitis gehören folgende Maßnahmen[1]: (1) Einschränkung der Nahrungsfette, wenn eine Hyperchylomikronämie vorherrscht; (2) Einschränkung der Kohlenhydrate bei Vorliegen einer Hyper-prä-β-Lipoproteinämie; (3) Vermeidung von Alkohol, der — wie später besprochen wird — eine Hyperlipoproteinämie hervorrufen kann und damit wohl als eine wichtige pathogenetische Komponente bei Patienten mit Pankreatitis anzusehen ist; und (4) Gabe von Insulin (Cave Hypoglykämie) bei akut kranken Patienten mit ausgeprägter Hyper-prä-β-Lipoproteinämie, um die Fettgewebslipolyse herabzusetzen und damit sekundär die Bildung von prä-β-LP zu verringern. Empfehlenswert ist eine intravenöse Infusionsbehandlung mit zwei Einheiten Alt-Insulin pro Stunde, bis die Hyperlipoproteinämie abgeklungen ist. Höhere Insulindosen können bei Patienten mit Hyperglykämie notwendig werden. Bei Andauern der Hyper-prä-β-Lipoproteinämie kann die Behandlung mit lipidsenkenden Medikamenten wie Clofibrat[2], Nikotinsäure[3] und rechtsdrehendem Thyroxin[4] weitergeführt werden.

Hyperlipoproteinämie bei Nierenerkrankungen

Die Hyperlipoproteinämie ist ein charakteristisches Symptom des nephrotischen Syndroms, unabhängig davon, ob eine Lipoidnephrose, eine idiopathische Nephrose, eine Glomerulonephritis, ein Diabetes mellitus, eine Collagenerkrankung oder eine Nierenvenenthrombose dem Krankheitsbild zugrunde liegen. Zumindest drei Mechanismen scheinen bei der Entstehung der Hyperlipoproteinämie beim nephrotischen Syndrom beteiligt zu sein [17]:

Zum einen ist bei Patienten mit unkompliziertem nephrotischen Syndrom eine gesteigerte hepatische Synthese von Apolipoprote-

---

1 Anm. d. Übers.: Die Behandlungsvorschläge sind vom pathogenetischen Standpunkt her sinnvoll. Eigene Erfahrungen oder entsprechende Literaturangaben liegen jedoch nicht zugrunde.
2 Regelan, Atherolip, Atheropront, Skleromexe.
3 Niconacid, Ronicol.
4 Nadrothyron-D.

inen und anderen Serumproteinen als Folge der Hypalbuminämie anzunehmen, wie das bereits im Kapitel 4 diskutiert wurde. Demzufolge bildet sich eine Hyperlipoproteinämie aus, die vorwiegend auf einem Anstieg der Serum-β-LP beruht. Deshalb sind in diesem Stadium Cholesterin und Phospholipide im Serum erhöht, nicht jedoch die Triglyceride. Die Serum-α-LP steigen nicht an, weil ein Teil ihres Apolipoproteins (α-Peptid) mit dem Albumin über den Urin verlorengeht; das α-Peptid im Serum hat mit ungefähr 70 000 ein dem Albumin vergleichbares Molekulargewicht. — Zum anderen ist mit fortschreitender Azotämie in einem späteren Stadium des nephrotischen Syndroms eine Einschränkung des Serumlipoproteinabbaus zu beobachten, die teilweise auf eine Hemmung der Lipoproteinlipase-Aktivität zurückzuführen ist. Folglich kommt es zu einem Anstieg von prä-β-LP und Chylomikronen und damit zu einer Hypertriglyceridämie. — Schließlich tritt in den Endstadien von Nierenerkrankungen eine gesteigerte Lipolyse auf, die zu einer vermehrten hepatischen Synthese von Triglyceriden führt, während die Proteinsynthese sowie die Synthese der Apolipoproteine herabgesetzt ist. Infolgedessen steigen die Plasma-FFS und prä-β-LP an, während die β-LP und α-LP abnehmen.

Sowohl die nephrogene wie die anephrische Urämie können mit einer Erhöhung aller Serumlipidfraktionen einhergehen. Experimentell lassen sich Hyperlipidämien durch bilaterale Nephrektomie, bilaterale Ligatur der Ureteren, vorübergehende Ligatur der Nierenarterie oder -vene, durch Nierenschädigung nach Quecksilberchlorid-, Urannitrat- oder Kaliumbichromat-Injektionen sowie durch Gabe von Viosterol erzeugen.

Die kausale Behandlung der Hyperlipoproteinämie bei Nierenerkrankungen ist im allgemeinen wenig erfolgreich, da sich die Grundkrankheit oft nicht bessern läßt. Offensichtlich ist bei diesen Patienten die Senkung der Serumlipide zur Vermeidung einer Atherosklerose nur von geringem Wert, da wegen der Niereninsuffizienz die Prognose als schlecht zu bezeichnen ist.[1]

---

1 Anm. d. Übers.: Chronische Dialyse und Nierentransplantation haben in letzter Zeit die Lebenserwartung dieser Patienten erhöht, so daß gerade im Hinblick auf die atherosklerotischen Komplikationen die Frage nach dem Nutzen einer lipidsenkenden Behandlung neu diskutiert werden sollte.

Medikamentös erzeugte Hyperlipoproteinämien

Die Liste der Medikamente, die zu Hyperlipoproteinämien führen können, wird ständig länger. Dazu gehören einmal — wie bereits früher besprochen — verschiedene Hormone; auch Medikamente, die zu Nierenschädigungen führen, haben wir gerade erwähnt; weiterhin sind zu nennen: Hemmsubstanzen der Schilddrüsenfunktion wie z. B. Propyl-Thiourazil; die nichtionischen Detergentien Triton A-20 und Tween 80 [17]; Kobaltchlorid; Medikamente, die zu einer intrahepatischen Cholestase führen. Von besonderer Bedeutung sind drei Mittel, die eine Hyperlipoproteinämie hervorrufen, und die zur Zeit in großen Mengen von einer beträchtlichen Anzahl von Personen konsumiert werden: Alkohol, Benzothiadiazin-(Thiazid-) Derivate und orale Kontrazeptiva.

Alkohol

Durch den Genuß von Alkohol kann es zu einem Anstieg der Serumtriglyceride (prä-β-LP) sowie zu einer Fettleber kommen, die zum Teil durch eine gesteigerte Triglyceridsynthese in der Leber bedingt ist. Nach Alkoholgabe können die Plasma-FFS normal oder erhöht sein, der Hauptanteil der FFS wird jedoch vermutlich in der Leber zu Serumtriglyceriden verestert [18]. Der Einfluß von Alkohol auf die Lipoproteinlipase-Aktivität im Plasma wird unterschiedlich beurteilt: Nach Untersuchungen mit markierten Substanzen am Unterarmgewebe des Menschen wird die Klärung der Serumtriglyceride genauso wenig beeinflußt [18] wie die Postheparin-Lipoproteinlipase-Aktivität [19]. Andererseits berichten verschiedene Autoren [22-24] über eine herabgesetzte Lipoproteinlipase-Aktivität bei der alkoholinduzierten Hyperlipidämie. Schließlich verstärkt und verlängert Alkohol die Hyperchylomikronämie nach Mahlzeiten oder Fettbelastungen. Die Patienten sollen aus diesem Grunde einen Tag, bevor die Serumlipide untersucht werden, keinen Alkohol trinken.

Thiazide

Von den Thiaziden ist bekannt, daß sie zu Hyperurikämie und Kohlenhydratintoleranz führen. Zusätzlich kann sich eine Hyperlipidämie ausbilden [20, 21], die möglicherweise Folge einer direkten Medikamentenwirkung auf den Lipidstoffwechsel ist oder sekundär durch die Störungen im Harnsäure- und Kohlenhydratstoffwechsel bedingt ist.

Orale Kontrazeptiva

Wie bereits vorher erwähnt, können Gestagene Hyper-prä-β-Lipoproteinämien mit Erhöhung von Serumcholesterin und Triglyceriden erzeugen [12].

Literatur

1. BACON, G., SANBAR, S. S.: Serum lipids and lipoproteins in diabetic children. Univ. Mich. Med. Cent. J. 34, 84 (1968).
2. JAKOVCIE, S., KHACHADURIAN, A. K., HSIA, D. Y.: The hyperlipidemia in glycogen storage disease. J. Lab. Clin. Med. 68, 769 (1966).
3. CORNBLATH, M., ROSENTHAL, I. M., REISNER, S. H., WYBREGT, S. H., CRANE, R. K.: Hereditary fructose intolerance. New Engl. J. Med. 269, 1271 (1963).
4. GORDON, R. S., Jr., BARTTER, F. C., WALDMANN, T.: Idiopathic hypoalbuminemias: Clinical Staff Conference at the National Institutes of Health. Ann. Intern. Med. 51, 553 (1959).
5. KAYDEN, H. J., FRANKLIN, E. C., ROSENBERG, B.: Interaction of Myeloma gamma globulin with human beta-lipoprotein. Circulation 26, 659 (1962).
6. LEWIS, L. A., PAGE, I. H.: Unusual serum lipoprotein-globulin complex in hyperlipemia: An eleven-year study. Circulation 28, 665 (1963).
7. BARLOW, K. A.: Hyperlipidemia in primary gout. Metabolism 17, 289 (1968).
8. KLINEFELTER, H. F.: Hypercholesterolemia in anorexia nervosa. J. Clin. Endocr. 25, 1520 (1965).
9. FREDRICKSON, D. S., LEVY, R. I., LEES, R. S.: Fat transport in lipoproteins — An integrated approach to mechanisms and disorders: Type IV hyperlipoproteinemia. New Engl. J. Med. 276, 273 (1967).

10. SUMMERS, V. K., HIPKIN, L. J., DAVIS, J. C.: Serum lipids in diseases of the pituitary. Metabolism **16**, 1106 (1967).
11. CANTIN, M.: Kidney, parathyroid, and lipemia. Lab. Invest. **14**, 1691 (1965).
12. WYNN, V., DOAR, J. W. H.: Some effects of oral contraceptives on serum-lipid and lipoprotein levels. Lancet **2**, 720 (1966).
13. FURMAN, R. H., HOWARD, R. P., LAKSHMI, K., NORCIA, L. H.: The serum lipids and lipoproteins in normal and hyperlipidemic subjects as determined by preparative ultracentrifugation. Amer. J. Clin. Nutr. **9**, 73 (1961).
14. SWITZER, S.: Plasma lipoproteins in liver disease: I. Immunologically distinct low density lipoproteins in patients with biliary obstruction. J. Clin. Invest **46**, 1855 (1967).
15. KECZKES, K., GOLDBERG, D. M., FERGUSSON, A. G.: Xanthomatous biliary cirrhosis treated with cholestyramine: Report of case. Arch. Intern. Med. (Chicago) **114**, 321 (1964).
16. GREENBERGER, N. J., HATCH, F. T., DRUMMEY, G. D., ISSELBACHER, K. J.: Pancreatitis and hyperlipemia: A study of serum lipid alterations in 25 patients with acute pancreatitis. Medicine (Balt.) **45**, 161 (1966).
17. SCANU, A. M.: Factors affecting lipoprotein metabolism. Advances Lipid Red. **3**, 64 (1965).
18. NESTEL, P. J., HIRSCH, E. Z.: Mechanism of alcohol-induced hypertriglyceridemia. J. Lab. Clin. Med. **66**, 357 (1965).
19. VERDY, M., GATTEREAU, A.: Ethanol, lipase activity, and serum-lipid level. Amer. J. Clin. Nutr. **20**, 997 (1967).
20. SCHOENFELD, M. R., GOLDBERGER, E.: Hypercholesterolemia induced by thiazides: A pilot study. Curr. Ther. Res. **6**, 18 (1964).
21. SANBAR, S. S.: Metabolism of plasma glucose and lipids following diazoxide administration in dogs. Metabolism **16**, 259 (1967).
22. SCHAPIRO, R. M,, SCHEIG, R., DRUMMEY, G., MENDELSON, J. N., ISSELBACHER, K. J.: Effect of prolonged ethanol ingestion on the transport and metabolism of lipids in man. New Engl. J. Med. **272**, 610 (1965).
23. JONES, D. P., LOSSOWSKY, M. S., DAVIDSON, C. S., LIEBER, C. S.: Low plasma lipoprotein lipase activity as a factor in the pathogenesis of alcoholic hyperlipemia. J. Clin. Invest. **42**, 945 (1963).
24. KESSLER, J. J., KNIFFEN, J. C., JANOWITZ, H. D.: Lipoprotein lipase inhibition in hyperlipemia of acute alcoholic pancreatitis. New Engl. J. Med. **269**, 943 (1963).

6. Familiäre Hyperlipoproteinämie vom Typ I

Mit Typ I-Hyperlipoproteinämie wird die folgende Dyslipoproteinämie im 12- bis 16-Stunden-Nüchternplasma bezeichnet: (1) eine ausgeprägte Hyperchylomikronämie, (2) fehlende oder schwache prä-β-LP-Bande, (3) eine Hypo-β-Lipoproteinämie und (4) eine Hypo-α-Lipoproteinämie. Der Nachweis dieser Dyslipoproteinämie läßt sich durch eine Serumlipoprotein-Elektrophorese auf Papier, Acetatfolie oder Agargel führen, wobei ein albuminhaltiger Puffer verwendet wird. Besteht keine Möglichkeit zur Analyse der Lipoproteine, können die folgenden Beobachtungen von praktischem Nutzen sein.

Zunächst ist ein Serum, das große Mengen von Chylomikronen enthält, trüb (lipämisch). Ein klares Serum schließt das Vorhandensein von Chylomikronen aus. Zweitens rahmt ein trübes Serum aufgrund einer Hyperchylomikronämie auf, so daß sich nach seiner Aufbewahrung im Eisschrank über Nacht eine scharf begrenzte Cremeschicht (Chylomikronen) auf der Serumprobe absetzt. Trübes Serum, das über Nacht nicht aufrahmt, spricht für das Vorhandensein von prä-β-LP. Da drittens die Chylomikronen vorwiegend aus Triglyceriden bestehen (s. Kapitel 3), ist die Hyperchylomikronämie durch eine ausgeprägte Erhöhung der Serumtriglyceride charakterisiert, während Cholesterin und Phospholipide kaum beteiligt sind. Gewöhnlich beträgt die Serumtriglycerid-Konzentration das mehr als Sechsfache des Serumcholesterins. Da die Chylomikronen aus der Nahrung stammen, führt viertens eine fettarme Diät zu einer raschen Klärung der Hyperchylomikronämie. Im Gegensatz dazu bessert sich die Hyper-prä-β-Lipoproteinämie nicht bei Fettentzug in der Nahrung, jedoch nach Kohlenhydrateinschränkung.

Eine Hyperchylomikronämie kann bei einer Vielzahl von Erkrankungen auftreten, zu denen auch der Diabetes mellitus, die Pankreatitis und der Alkoholismus gehören (s. Kapitel 5) sowie bei der Hyperlipoproteinämie vom Typ V (s. Kapitel 10). Bei diesen Erkrankungen findet sich jedoch eine wesentlich stärkere prä-β-LP-Vermehrung neben der Hyperchylomikronämie. Auf der anderen Seite ist die Vermehrung der prä-β-LP — falls überhaupt existent — nur schwach ausgeprägt, wenn der Patient sich normal ernährt. Bisher wurde dieses spezifische Lipoproteinmuster einer Typ I-Hyperlipoproteinämie nur bei Patienten mit familiärer (primärer, idiopathischer, essentieller oder hereditärer) Erkrankung nachgewiesen und nicht sekundär bei anderen Krankheitsbildern. Auf den folgenden Seiten dieses Kapitels werden wir uns mit der familiären Hyperlipoproteinämie vom Typ I näher beschäftigen.

Definition und Synonyme

Die familiäre Hyperlipoproteinämie vom Typ I [1] ist ein seltenes Krankheitsbild, das man sich auch einfach als „hereditäre Fettintoleranz" merken kann. Die Aufnahme normaler Nahrungsfette führt zu einem lipämischen Serum, rezidivierenden Anfällen von Abdominalkoliken mit oder ohne Begleitpankreatitis und Ablagerung von Lipiden im reticuloendothelialen System und in der Haut. Diese Störung wurde auch als fettinduzierte (oder Retentions-) Hyperlipämie, essentielle familiäre Hyperlipämie, familiäre Hyperchylomikronämie und Bürger-Grützscher Typ einer hepatosplenomegalen Lipidose bezeichnet.

Genetische Aspekte

Von der familiären Hyperlipoproteinämie vom Typ I nimmt man an, daß sie autosomal rezessiv vererbt wird. Klinische Symptome finden sich bei Homozygoten (Patienten mit zwei abnormen Allelen). Andererseits können Heterozygote (Patienten mit einem abnormen Allel) eine leichte Erniedrigung der Postheparin-Lipoproteinlipase-Aktivität haben; so daß die Heterozygoten symptomfrei bleiben.

Biochemische Defekte

Die mit einer verminderten Lipoproteinlipase-Aktivität einhergehende Dyslipoproteinämie wurde oben bereits beschrieben (s. Abb. 4-2). Bei den meisten Patienten mit familiärer Hyperlipoproteinämie vom Typ I liegt ein Lipoproteinlipasemangel vor, so daß man bei ihnen einen erblichen Stoffwechseldefekt annimmt. Bis 1966 sind 34 Fälle dieser Erkrankung beschrieben worden [1]. Bei 15 dieser Fälle wurde die postheparin-lipolytische Aktivität (PHLA) im Plasma gemessen; sie war in 14 Fällen verringert, aber in einem Fall normal. Die Tatsache, daß sogar ein Patient mit einer hyperlipoproteinämie vom Typ I eine normale PHLA hat, läßt vermuten, daß außer dem Lipasemangel noch andere Faktoren an dem Zustandekommen dieser Dyslipoproteinämie beteiligt sind.

Weiter ist erwähnenswert, daß Eltern und Geschwister der Patienten mit dieser Erkrankung eine abnorm herabgesetzte PHLA aufweisen, ohne gleichzeitige Hyperchylomikronämie, was ebenfalls dafür spricht, daß Veränderungen in der Lipase-Aktivität nicht den alleinigen biochemischen Defekt ausmachen. Andere theoretische Möglichkeiten können in einer Hemmung der Lipoproteinlipase-Aktivität durch einen bisher noch nicht identifizierten Inhibitor liegen, oder in der Tatsache, daß Chylomikronen (und prä-β-LP) nicht in ausreichenden Kontakt mit der Lipase kommen, weil ihnen die Möglichkeit zur Adherenz oder Durchwanderung der Kapillarwände nicht in normalem Maße gegeben ist. Eine attraktive Hypothese liegt in der Vorstellung, daß eine Störung des Transportsystems für große Lipoproteinmoleküle durch die Kapillar- oder Zellwände oder beide einen Faktor für das Entstehen der Hyperchylomikronämie bei bestimmten Patienten mit Typ I-Hyperlipoproteinämie ausmacht.

Klinische Symptome

Die familiäre Hyperlipoproteinämie vom Typ I manifestiert sich klinisch bereits kurz nach der Geburt, wenn das erkrankte Baby mit Milch ernährt wird. Die Milch enthält gewöhnliches Fett (langkettige Triglyceride), das zu einem schrittweisen Anstau der Chylomikronen im Blut führt. Unter Normalkost entwickelt ein Patient mit Typ I-Hyperlipoproteinämie innerhalb von 2 bis 4 Wochen die charakteristischen klinischen Symptome, die mit der Lipidablagerung in verschiedenen Organen des Körpers zusammenhängen, besonders im reticuloendothelialen System, in Abdominalorganen und in der Haut, wodurch es zu den folgenden Symptomen kommt:

Rezidivierende Abdominalkoliken

Kinder mit einer Typ I-Hyperlipoproteinämie werden häufig wegen Abdominalkoliken mit oder ohne eruptive Xanthome zum Pädiater gebracht. Ältere Typ I-Patienten haben rezidivierende Anfälle von Abdominalschmerzen, Anorexie, Übelkeit (selten kommt Erbrechen vor), leichtes Fieber, Leukocytose und zeitweise weiche Stühle. Das klinische Bild ist dem der Hyperlipoproteinämie vom Typ V ähnlich (s. Kapitel 10). Die Abdominalschmerzen können zeitweise so heftig sein, daß sie ein akutes Abdomen vortäuschen können; eine akute Pankreatitis ist dabei keine Seltenheit. Es muß jedoch betont werden, daß die Pankreatitis charakteristischerweise leicht verläuft, nur kurz andauert und daß sich, trotz der wiederholten Abdominalattacken, eine chronische Pankreatitis mit Kalzifizierung und Störungen der exo- oder endokrinen Funktion bei diesem Krankheitsbild augenscheinlich nicht entwickelt.

Die Frage bleibt offen, ob der Amylaseanstieg während der Abdominalkolik bei Typ-I-Patienten nicht zumindest teilweise hepatogen ist. Leber und häufig auch Milz sind als Sekundärfolge der Lipidablagerung vergrößert. Bei der klinischen Untersuchung ist das Abdomen diffus druckempfindlich, am ausgeprägtesten im Epigastrium. Das Abdomen bleibt jedoch weich mit gewöhnlich normalen Darmgeräuschen. Alle klinischen Symptome verschwinden im allgemeinen innerhalb von 1–3 Tagen nach Nahrungsentzug. Leider werden immer noch einzelne Patienten unnötigerweise operiert.

Die Ursache für diese Abdominalschmerzen bei Typ I-Hyperlipoproteinämie ist nicht bekannt. Es hat den Anschein, daß die Abdominalsymptome mit dem raschen Anstieg der Chylomikronen zusammenhängen, der zu einer Ablagerung erheblicher Lipidmengen in den reticuloendothelialen Zellen führt, was wiederum die

Hepatosplenomegalie zur Folge hat. Abdominale Schmerzen können teilweise auch durch eine Kapseldehnung der intraabdominalen Organe, insbesondere der Leber und Milz, bedingt sein. Andere mögliche Ursachen können auch entzündliche Reaktionen auf die Lipidablagerungen hin im Bereich der Abdominalorgane sein, Fettmikroembolien und sekundäre Infarzierungen und, wie bereits oben erwähnt, eine Pankreatitis.

Es wird darauf hingewiesen, daß Fieber, Leukocytose, Abdominalsymptome und Beteiligung von Leber und reticuloendothelialem System das sogenannte Fettüberladungssyndrom charakterisieren, das nach großen Fettinfusionen beobachtet wurde [2].

Xanthome

Bei Patienten mit Typ I-Hyperlipoproteinämie können sich die Lipide in der Haut und seltener auch in den Schleimhäuten ablagern. Typischerweise kommt es zur Ausbildung eruptiver Xanthome (Abb. 6-1) bei Patienten mit schwerer und anhaltender Hyperchylomikronämie. Die Hautveränderungen bestehen in gelblichen Papeln mit einem geröteten Hof. Nach Beseitigung der Hyperchylomikronämie verschwinden sie rasch.

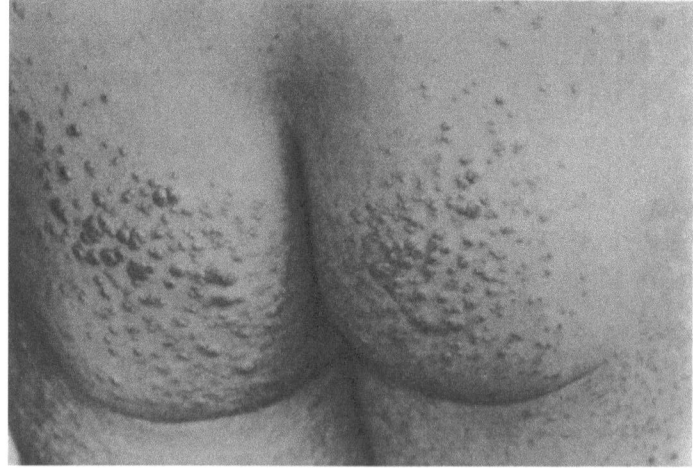

Abb. 6-1. Eruptive Xanthome bei essentieller Hyperlipämie

Andere Arten von Xanthomen (Xanthelasmen, tuberöse und tendinöse Xanthome) fehlen gewöhnlich beim Typ I im Gegensatz zu den Typen II und III (s. Kapitel 7 und 8). Weiterhin scheinen Atherosklerose (vaskuläre Xanthome) und ihre Komplikationen bei dieser Stoffwechselstörung nicht aufzutreten.

Lipämia retinalis

Die Augenhintergrunduntersuchung zeigt bei der Lipämie renitalis eine blasse Retina und weißliche Retinagefäße. Beobachtet wurden diese Veränderungen bei Typ I-Patienten mit schwerer Hyperchylomikronämie.

Diagnose

Die Kombination von schweren abdominalen Schmerzanfällen während des ganzen Lebens, Lipämie und eruptive Xanthomen sollten an eine Typ I-Hyperlipoproteinämie denken lassen. Zu den spezifischen diagnostischen Maßnahmen gehören:

Serumlipid-Bestimmung

Unter Normalkost ist die Serumtriglycerid-Konzentration erhöht, sie beträgt mehr als das Sechsfache des Cholesterinspiegels. Das Serumcholesterin und die Phospholipide können normal, erhöht oder in manchen Fällen auch vermindert, die FFS normal oder reduziert sein.

Lipoproteinanalyse

Wie bereits erwähnt, ist das Serum durch die Hyperchylomikronämie lipämisch. Prä-β-LP können leicht erhöht sein, während α-LP und β-LP vermindert sind. Es soll betont werden, daß sich unter fettarmer, kohlenhydratreicher Kost die Chylomikronämie bei einem Patienten mit Typ I-Hyperlipoproteinämie bessert, während die prä-β-Lipoproteinämie zunimmt; das Lipoproteinmuster täuscht dann eine Typ V-Hyperlipoproteinämie vor (s. Kapitel 10). Nimmt der Patient keine normalen Nahrungsfette zu sich, werden keine Chylomikronen gebildet, so daß dann das Lipoproteinmuster der Hyperlipoproteinämie vom Typ IV ähnelt (s. Kapitel 9).

Lipoproteinlipase-Aktivität

Im Idealfall wird die Enzymaktivität direkt in einer bioptisch gewonnenen Gewebsprobe bestimmt. Dies wurde bei einigen Typ I-Patienten durchgeführt, wobei sich eine niedrige Enzymaktivität fand. Häufiger wird jedoch die postheparin-lipolytische Aktivität des Plasmas (PHLA) nach intravenöser Gabe von 0,1 mg Heparin pro Kilogramm Körpergewicht [1] bestimmt. Indirekt läßt sich die PHLA auch dadurch schätzen, daß 5000 E Heparin intravenös gegeben werden und die Konzentrationsänderungen der Plasma-FFS und der Triglyceride vor und 30 Minuten nach der Heparingabe gemessen werden.

Normalerweise sind die FFS nach der Heparingabe wenigstens verdoppelt, während die Triglycerid-Konzentration herabgesetzt ist. Bei Patienten mit Typ I ist die PHLA gewöhnlich zwar niedrig, kann jedoch auch normal sein. Es ist nicht bekannt, ob eine normale PHLA immer auf eine normale lipolytische Aktivität im Gewebe schließen läßt.

Andere Laboruntersuchungen

Beim Fett-Toleranztest finden sich abnorme Veränderungen, wenn er auch nur von begrenztem diagnostischen Wert ist. Der Glucose-Toleranztest ergibt normale Resultate. Beim klinisch asymptomatischen Patienten sind Leber-, Pankreas-, Schilddrüsen- und Nierenfunktionsteste normal. Andererseits können während einer Abdominalkolik erhöhte Serumlipase- und -amylasewerte ebenso gefunden werden wie erhöhte Amylasewerte im Urin und eine Leukocytose, wobei der Prozentsatz der Neutrophilen zugenommen hat. Biopsien von Knochenmark, Milz oder Leber zeigen fettbeladene Histiocyten oder „Schaumzellen".

Behandlung

Behandlung der akuten Abdominalkolik

Patienten mit akuter Abdominalkolik oder Abdominalschmerzen sollten so lange keine Nahrung zu sich nehmen, bis die Abdominalsymptome und die Hyperlipoproteinämie verschwunden sind, was normalerweise innerhalb von drei Tagen der Fall ist. Zwischenzeitlich werden isotone Salzlösungen oder 5 %ige Glucose intravenös zugeführt. Besonders ei Patienten mit normaler postheparin-lipolytischer Aktivität kann die parentale Gabe von Heparin die Klärung des Serums beschleunigen helfen, wie das bei der Hyperlipoproteinämie vom Typ V der Fall ist (s. Kapitel 10). Sedativa und Analgetika können zur symptomatischen Behandlung notwendig werden; eine Darmsonde schafft Patienten mit Atonie und Ileus häufig Erleichterung. Laparotomien sollten so lange vermieden werden, wie keine eindeutige Operationsindikation vorliegt. Nach Abklingen der Abdominalsymptome können dem Patienten für einen Tag klare Flüssigkeiten oral zugeführt werden; anschließend wird auf die unten beschriebene Diät übergegangen.

Langzeitbehandlung

Die Langzeitbehandlung beinhaltet einfach eine Einschränkung der normalen Nahrungsfette, die aus langkettigen Triglyceriden bestehen. Dadurch wird die Chylomikronenbildung herabgesetzt. Die Menge der normalen Nahrungsfette in der Diät sollte 25-35 Gramm pro Tag nicht übersteigen. Zu meiden sind zusätzliche Fette wie Butter, Margarine, Öl, Nüsse, Backwaren, fetthaltige Milchprodukte. Andererseits können mittellangkettige Triglyceride (z. B. Ceres-Streichfett) in größerer Menge zugeführt werden, da sie nicht zu einer Chylomikronenbildung führen (s. Seite 10).
 Lipidsenkende Medikamente. Bei der Hyperlipoproteinämie vom Typ I sind lipidsenkende Medikamente gewöhnlich nutzlos.

Literatur

1. FREDRICKSON, D. S., LEES, R. S.: Familial Hyperlipoproteinemia. In STANBURY, J. B., WYNGAARDEN, J. B., FREDRICKSON, D. S. (Eds.), The Metabolic Basis of Inherited Diseases (2nd ed.) New York: Blakiston Div., McGraw-Hill 1966, p. 429.
2. Excessive administration of fat infusions, Nutr. Rev. 20, 17 1962.
3. CAPLAN, R. M., WINDER, P. R., BLOCK, W. D., CURTIS, A. C.: Diagnosis of xanthomatosis. Postgrad, Med. 31, 563 (1962).

7. Familiäre Hyperlipoproteinämie vom Typ II

Mit Typ II-Hyperlipoproteinämie [1] wird eine Vermehrung der Serum-β-LP bezeichnet. Serum-Cholesterin und -Phospholipide sind deutlich erhöht, entsprechend dem sehr geringen Gehalt der β-LP die Serumtriglyceride nur minimal.

Eine Hyper-β-Lipoproteinämie läßt sich durch eine fettreiche Ernährung oder durch Streß hervorrufen; sie kann mit endokrinen Erkrankungen einhergehen wie Hypothyreose, Nierenerkrankungen – z. B. im Frühstadium eines nephrotischen Syndroms – und kann auch bei intrahepatischer Cholestase auftreten. In seltenen Fällen ist diese Dyslipoproteinämie von einer idiopathischen Hypercalcämie und bestimmten Formen von Dysproteinämie begleitet. Alle diese „sekundären Hyperlipoproteinämien" haben wir bereits in Kapitel 5 besprochen.

In diesem Kapitel wird die essentielle Form der Hyper-β-Lipoproteinämien, die auch als familiäre Hyperlipoproteinämie vom Typ II bezeichnet wird, beschrieben.

Definition und Synonyme

Die familiäre Hyperlipoproteinämie vom Typ II ist eine häufige Erkrankung, die durch eine Hyper-β-Lipoproteinämie und Lipidablagerungen in der Haut, den Sehnen, der Cornea und den Gefäßwänden charakterisiert ist. Diese als Atherosklerose bezeichneten letztgenannten Veränderungen rufen ihrerseits Durchblutungsstörungen hervor, besonders am Herzen.

Dieses Krankheitsbild wurde auch als essentielle familiäre Hypercholesterinämie, faiiliäre Xanthomatose, Xanthoma tendinosum, familiäre hypercholesterinämische Xanthomatose, hereditäre Xanthoma tuberosa multiplex, Xanthelasma multiplex, generalisierte Xanthelasmen und familiäre Hyper-β-Lipoproteinämie bezeichnet.

Genetische Aspekte

Die Hyperlipoproteinämie vom Typ II wird dominant vererbt, wahrscheinlich mit inkompletter Penetranz. Die Heterozygoten (Patienten mit einem abnormen Allel) zeigen weniger ausgeprägte Formen dieses Krankheitsbildes als die Homozygoten (Patienten mit zwei abnormen Allelen). Kinder aus der Ehe zwischen Heterozygoten und Normalpersonen sind entweder normal oder heterozygot, jedoch nie homozygot. Sind beide Eltern heterozygot, können die Kinder normal, heterozygot oder homozygot sein. Ist ein Elternteil homozygot, sind alle Kinder krank. Homozygote erreichen jedoch nur selten die Geschlechtsreife. Die Hyper-β-Lipoproteinämie (oder Hypercholesterinämie) ist bei ihnen doppelt so stark ausgeprägt wie bei Heterozygoten; es kommt bei ihnen zu frühzeitigen und schweren klinischen Manifestationen, so daß die Patienten in der Kindheit oder Jugend sterben. Diese Punkte werden an folgenden Stammbäumen veranschaulicht:

Stammbaum 1

Der Stammbaum der Familie B. Cat. (Abb. 7-1; Tabelle 7-1) stellt drei Generationen dar und zeigt, daß (1) der Erbgang dominant ist, daß (2) die Mutter des Patienten (I-1) heterozygot sein muß, da eins ihrer Kinder normal ist (II-5), daß (3) der Patient und seine hyperlipoproteinämischen Geschwister ebenfalls heterozygot sein müssen, da ihr Vater normal ist; und daß (4) alle erkrankten Familienmitglieder in drei Generationen heterozygot sind, weil ihr Serumcholesterin unter 436 mg% liegt; Homozygote haben höhere Serumcholesterinspiegel, wie anhand des zweiten Stammbaums gezeigt wird (Abb. 7-2). Es sei weiter darauf hingewiesen, daß sich Xanthome nur bei den drei ältesten Mitgliedern der Familie mit dieser Erkrankung fanden.

Tabelle 7-1. *Alter und Gesamtcholesterin der Familie B. Cat.*

Position im Stammbaum	Alter	Ges. Chol. (mg/100 ml)	Position im Stammbaum	Alter	Ges. Chol. (mg/100 ml)	Position im Stammbaum	Alter	Ges. Chol. (mg/100 ml)
I-1	61	400	II-1	40	–	III-1	19	–
I-2	64	230				III-2	16	–
						III-3	13	187
						III-4	10	193
						III-5	1	–
			II-2	tot mit 36	430	III-6	16	–
						III-7	14	268
						III-8	9	304
						III-9	7	334
						III-10	6	304
						III-11	4	397
			II-3	37	436	III-12	8	165
						III-13	5	364
						III-14	2	142
						III-15	$1/2$	114
			II-4	35	418	III-16	6	282
						III-17	3	187
			II-5	25	138	III-18	5	136
						III-19	3	170
			II-6	24	340	III-20	5	393
						III-21	3	320

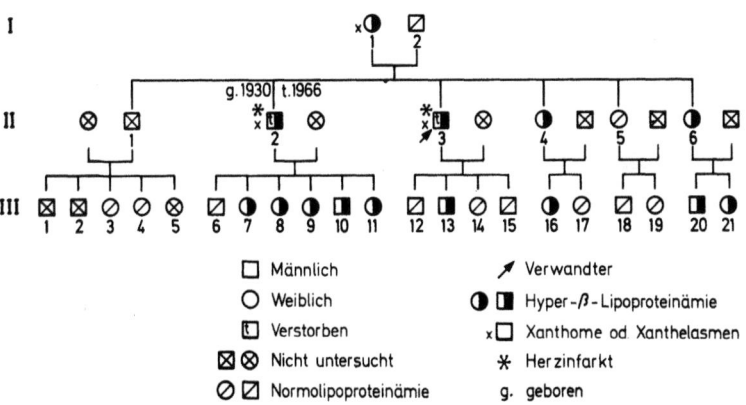

Abb. 7–1. Stammbaum einer Familie mit Typ II-Hyperlipoproteinämie (alles Heterozygote). Alter und Serum-Cholesterin sind in Tabelle 7-1 zusammengestellt. (Die Aufstellung wurde mit Hilfe von Dr. JOHN H. CARTER, Benton Harbor, Michigan, vorgenommen.)

Stammbaum 2

Die Familie Dim. (s. Abb. 7-2) stellt insofern eine Besonderheit dar, als beide Eltern eine Typ II-Hyperlipoproteinämie haben. Man erkennt, daß (1) beide Eltern heterozygot sein müssen, da sie auch ein normales Kind haben (II-1); (2) das zweite Kind (II-2) ist aufgrund des Cholesterinspiegels als heterozygot anzusehen; (3) zwei der Kinder (II-3 + II-4) sind homozygot mit einem zweifach höheren Cholesterinspiegel als bei den Heterozygoten. Man beachte, daß sich bei den Homozygoten bereits in der Kindheit Xanthome entwickeln, und daß II-4 am Herzinfarkt im Alter von 8 Jahren starb.

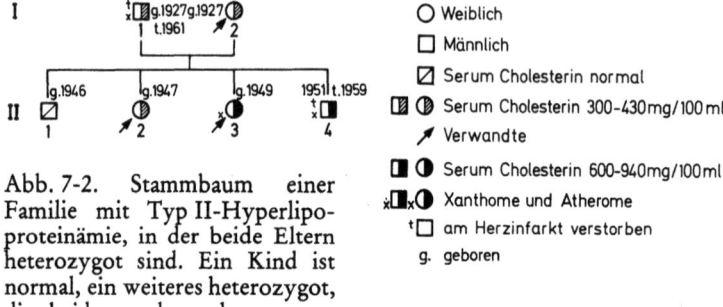

Abb. 7-2. Stammbaum einer Familie mit Typ II-Hyperlipoproteinämie, in der beide Eltern heterozygot sind. Ein Kind ist normal, ein weiteres heterozygot, die beiden anderen homozygot

Biochemische Störungen

Der biochemische Defekt bei der Typ II-Hyperlipoproteinämie ist unbekannt. Übersichten mit einschlägiger Literatur zu diesem Thema sind bei [1, 2] angegeben; im folgenden Abschnitt wird unser gegenwärtiger Wissensstand nur kurz zusammengefaßt:

Bei Patienten mit familiärer Hyperlipoproteinämie vom Typ II ist der Lipidstoffwechsel offensichtlich normal. Dafür spricht, daß (1) die prozentuale Lipidzusammensetzung der Serum-β-LP normal ist, (2) das Verhältnis von freiem zu verestertem Cholesterin im Gesamtserum und den einzelnen Lipoproteinklassen ebenfalls nicht von der Norm abweicht, (3) die Verteilung der Fettsäuren in den Cholesterinestern der β-LP normal ist, (4) die Verteilung der einzelnen Phospholipide im Serum im Normbereich liegt und daß (5) die Einbaurate von Acetat-^{14}C in freies und verestertes Cholesterin bei diesen Patienten ebenfalls nicht gestört ist. Es erscheint deshalb unwahrscheinlich, daß ein gestörter Lipidstoffwechsel per se die Ursache für die Hyper-β-Lipoproteinämie ist. Wahrscheinlicher dagegen ist, daß die Ursache der Hyper-β-Lipoproteinämie entweder in einer gesteigerten Synthese oder in einem herabgesetzten Abbau des Apolipoproteins B oder β-Peptid zu suchen ist (s. Abb. 4-4). Das würde zu einer Vermehrung der Apoliprotein-B-Konzentration im Kreislauf führen und sekundär zu einer Hyper-β-Lipoproteinämie. Analog dazu ist das erhöhte proteingebundene Jod (PBI) bei Schwangeren oder bei Patienten unter Östrogentherapie anzusehen. Hier ist die Menge an zirkulierendem schilddrüsenhormonbindendem Globulin (einem „protein-carrier" für Schilddrüsenhormon) vermehrt und sekundär auch das PBI. Wie bereits im Kapitel 4 ausgeführt, bestimmt die Verfügbarkeit von β-Peptid die Konzentration des Serum-β-LP. Zur Zeit besteht kein Anhalt dafür, daß der Abbau der Serum-β-LP bei Patienten mit Typ II-Hyperlipoproteinämie vermindert ist.

Aufgrund der bisher vorliegenden Kenntnisse stellt die Annahme, daß eine gesteigerte Bildung von Apolipoprotein B, dem „protein-carrier" für β-LP, vorliegt, eine interessante Hypothese für die biochemische Störung bei der Typ II-Hyperlipoproteinämie dar. Es kann jedoch nicht ausgeschlossen werden, daß zumindest teilweise eine gesteigerte Produktion des gesamten β-LP-Moleküls oder eine Abbaustörung des β-LP beteiligt ist.

Klinische Symptome

Die Hyper-β-Lipoproteinämie findet sich bei Patienten mit familiärer Hyperlipoproteinämie vom Typ II bereits bei der Geburt und ruft per se keine Symptome hervor, im Gegensatz beispielsweise zur Hypercalcämie. Die klinischen Symptome entwickeln sich mit der Zeit aufgrund von Lipidablagerungen in verschiedenen Körperpartien. Geschwindigkeit und Ausmaß der Lipidablagerung scheinen direkt von der Konzentration der Serum-β-LP abzuhängen. Wie bereits früher erwähnt, haben die Homozygoten ausgeprägtere Hyper-β-Lipoproteinämien (und damit höhere Serumcholesterinwerte), die klinische Manifestation zeigt sich früher und deutlicher als bei Heterozygoten.

Die Lipidablagerungen lassen sich an Haut, Sehnen, Blutgefäßen, Herz, Cornea und Gallenblase nachweisen.

Lipidablagerungen in der Haut

Die als palpebrale Xanthelasmen (Abb. 7-3) oder auch als plane Xanthome oder periorbitale Xanthome bekannten Lipidablagerungen imponieren als gelbliche Fettplaques in oder direkt unter der Haut der Augenlider, wobei sie zuerst im medialen Teil des Oberlides auftauchen. Xanthelasmen sind bei der familiären Hyperlipoproteinämie vom Typ II häufig. Plane Xanthome können überall in der Haut auftreten, so zum Beispiel im Bereich der Poplitea. Diese Plaques sind absolut identisch mit den atheromatösen Plaques, die sich in der Intima der Gefäße entwickeln.

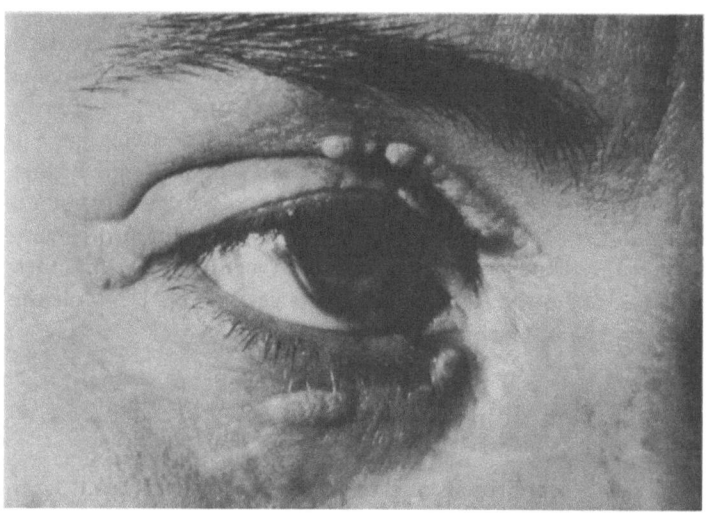

Abb. 7-3. Xanthelasmen und Arcus lipoides bei Typ II-Hyperlipoproteinämie

Lipidablagerungen in oder unter der Haut in Form von erhabenen, gelblichen, nichtschmerzempfindlichen Gebilden werden als tuberöse Xanthome bezeichnet. Diese Veränderungen sind denen ähnlich, die bei der familiären Hyperlipoproteinämie vom Typ III beobachtet werden (s. Abb. 8-1). Sie werden bei den Homozygoten des Typs II häufiger gefunden als bei den Heterozygoten. Gewöhnlich treten sie multipel auf und befallen druckbeanspruchte Gebiete wie Ellbogen, Finger- und Fußknöchel sowie die Knie, was ihnen die Bezeichnung Xanthoma tuberosum multiplex eingebracht hat.

Lipidablagerungen in den Sehnen

Die als tendinöse Xanthome bezeichneten Lipidablagerungen in den Sehnen (Abb. 7-4) treten bei den Heterozygoten des Typs II häufig erst im mittleren Lebensalter auf, bei den Homozygoten früher. Wie die tuberösen Veränderungen bilden sich die tendinösen Xanthome hauptsächlich, obwohl nicht ausschließlich, in druckbeanspruchten Gebieten. Die tendinösen Xanthome sind fest, nicht schmerzhaft und bewegen sich mit der beteiligten Sehne, während die darüberliegende Haut frei beweglich bleibt. Bei den Heterozygoten finden sich die tendinösen Xanthome häufiger als die tuberösen, im Gegensatz zur Typ III-Hyperlipoproteinämie (s. Kapitel 8).

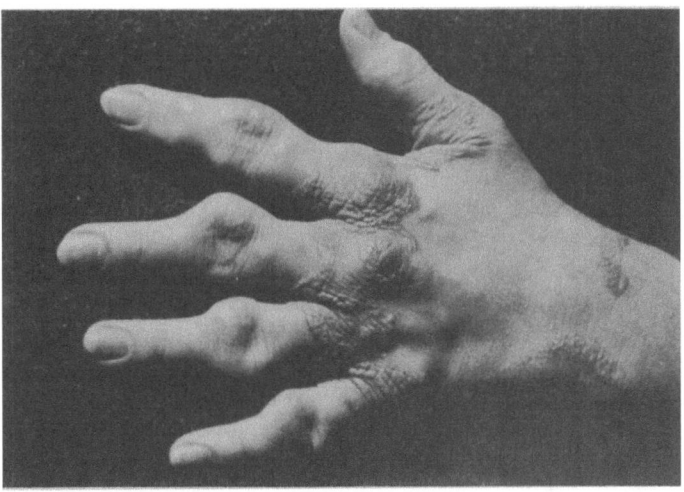

Abb. 7-4. Plane (Handgelenk, Finger-Grundgelenke), tuberöse (Grundgelenke) sowie Sehnen- und Gelenkkapsel-Xanthome

Die Lipidzusammensetzung der Xanthome ähnelt der des Serums hinsichtlich des prozentualen Anteils von freiem Cholesterin und Triglyceriden, unterscheidet sich jedoch durch einen geringeren Prozentsatz von Phospholipiden und einen etwas höheren Prozentsatz von verestertem Cholesterin [3].

Lipidablagerungen in den Blutgefäßen

Die atherosklerotischen Prozesse laufen bei Patienten mit Typ II-Hyperlipoproteinämie beschleunigt ab. Atherome können sich in den folgenden Arterien bilden:

Coronararterien. In den Coronararterien führen die Atherome zu Angina pectoris und Herzinfarkt. Es muß betont werden, daß männliche Patienten mit Hypercholesterinämie mehr zu kardiovaskulären Komplikationen neigen als Frauen mit genau dem gleichen Krankheitsbild. Das konnten wir auch auf den beiden oben gezeigten Stammbäumen aufzeigen. In der Familie B. Cat. (Abb. 7-1) erlitt der Patient einen Myokardinfarkt im Alter von 32 Jahren und hatte zum Zeitpunkt der Erhebung pektanginöse Beschwerden. Sein älterer Bruder (II-2) starb am Myokardinfarkt im Alter von 36 Jahren. Auf der anderen Seite hatten die weiblichen Mitglieder dieser Familie trotz ihrer Hyperlipoproteinämie keine kardialen Symptome. In der Familie Dim. (Abb. 7-2) wurden die Eltern im gleichen Jahr geboren, hatten ähnliche Serumcholesterinwerte und lebten, zumindest für einen Zeitraum, zusammen. Der Vater starb jedoch 34jährig, während die Mutter noch in ihren vierziger Jahren symptomfrei ist.

Ähnlich auffällig verhält es sich mit den zwei Homozygoten. Der Junge (II-4), der mit 8 Jahren am Herzinfarkt starb, hatte autoptisch eine ausgedehnte Atherosklerose, während seine Schwester (II-3) mit 18 Jahren noch lebt. Ihre Prognose ist jedoch auch als ausgesprochen schlecht zu bezeichnen, weil sie jetzt bereits eine ausgeprägte Xanthomatose, Gefäßgeräusche über den großen Arterien, Angina pectoris und neuerdings auch ein Systolicum über der Aorta aufweist, das wahrscheinlich auf Lipidablagerungen in der Aortenklappe zurückzuführen ist.

Arterien des zentralen Nervensystems. Atherome in den Arterien des zentralen Nervensystems führen zu zerebrovaskulären Symptomen, Paresen oder psychischen Symptomen.

Aorta und periphere Arterien. Atherome in der Aorta und in peripheren Arterien führen zu supravalvulären Aortenstenosen, Verschluß der abdominalen Aorta, Claudicatio intermittens und peripheren Durchblutungsstörungen.

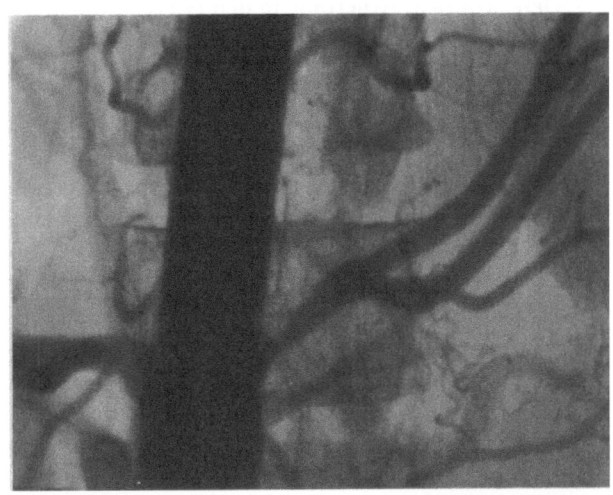

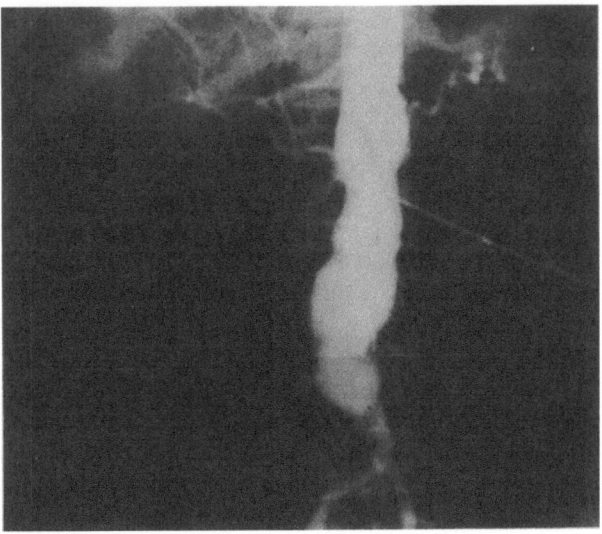

Abb. 7-5 oben: Atherosklerotische Einengung am Abgang der rechten Nierenarterie bei einem 53jährigen Mann mit Hypertonus [diese Abbildung wurde freundlicherweise von Herrn Dr. med. U. KLEIN (Rieder-Institut der Universität München) zur Verfügung gestellt]. Unten: Schwere Atherosklerose der Abdominalaorta bei einer 56jährigen Frau mit schwerer Claudicatio intermittens und einem Serum-Cholesterinspiegel von 550 mg%

Nierenarterien. Atherome in den Nierenarterien können einen renovasculären Hochdruck (Abb. 7-5) hervorrufen.

Lipidablagerungen in Herz, Cornea und Gallenblase

Im Herzen können plane Xanthome, oder besser gesagt, Atherome sowohl im Endokard als auch auf den Oberflächen der Herzklappen auftreten. Diese Veränderungen können zu stenotischen Klappengeräuschen führen, besonders über der Aorta. Das frühzeitige Auftreten eines Arcus lipoides in der Cornea ist nicht obligat. Andererseits haben wir einen Patienten mit Typ II-Hyperlipoproteinämie beobachtet, bei dem sich ein Arcus lipoides bereits zum Zeitpunkt der Pubertät entwickelte. In der Gallenblase können sich Cholesterinsteine bilden, was zu einer sekundären Cholecystitis führen kann.

Diagnose

Die Diagnose einer familiären Hyperlipoproteinämie vom Typ II läßt sich nach Ausschluß aller sekundären Ursachen für diese Dyslipoproteinämie sowie durch Nachweis dieser Erkrankung bei einem direkten Blutsverwandten (Eltern, Geschwister oder Kinder) stellen.

Das Serum dieser Patienten ist immer klar. Bei Erwachsenen finden sich Serumcholesterin-Konzentrationen von über 270 mg% (bei Kindern über 220 mg%). Die Serumtriglyceride sind gewöhnlich niedriger als 200 mg%. Glucosetoleranz und Serum-FFS sind gewöhnlich normal; eine Ausnahme bilden Patienten mit fortgeschrittener Atherosklerose, bei denen sich häufig Glucoseintoleranz und erhöhte Serum-FFS-Werte finden. Bei Typ II-Patienten sind die Serum-Harnsäurewerte im allgemeinen normal [1]. Die Serumharnsäure fand sich bei allen 15 in Tabelle 7-2 aufgeführten Fällen mit Hyperlipoproteinämie vom Typ II im Normbereich. Schließlich waren alle endokrinen, hepatischen und renalen Funktionsteste normal.

Behandlung

Allgemeine Therapie

Die Behandlung sollte zuerst auf die gegenwärtig bestehenden Beschwerden der Patienten mit Typ II-Hyperlipoproteinämie gerichtet sein. So kann sich ein Patient durch Xanthelasmen oder Xanthome bereits aus kosmetischen Gründen beeinträchtigt fühlen. Er kann aber auch schwerwiegende Komplikationen zeigen, henden Beschwerden der Patienten mit Typ II-Hyperlipoproteinämie gerichtet sein. So kann sich ein Patient durch Xanthelasmen oder Xanthome bereits aus kosmetischen Gründen beeinträchtigt fühlen. Er kann aber auch schwerwiegende Komplikationen zeigen, wie zum Beispiel Myokardinfarkt, Apoplex, akute Cholecystitis oder ausgeprägten Hochdruck. In seltenen Fällen kann ein Patient auch mit psychischen Symptomen in eine Psychiatrische Klinik eingewiesen werden. So wurde zum Beispiel 1967 ein 40 Jahre alter Mann in die psychiatrische Abteilung der Universitätsklinik Ann Arbor, Michigan, eingewiesen wegen geistiger Verwirrung und Desorientiertheit. Er hatte eine ausgeprägte Atherosklerose und wies in der Anamnese zwei Herzinfarkte in den beiden vorangegangenen Jahren auf. Während des klinischen Aufenthaltes erlitt er zwei weitere Infarkte innerhalb von sechs Wochen, von denen der zweite tödlich verlief. Die Autopsie ergab ausgeprägte atherosklerotische Gefäßveränderungen mit Beteiligung der Cerebralgefäße, die wahrscheinlich die Ursache für die psychischen Symptome waren.

Zu den allgemeinen Gesichtspunkten bei der Langzeitbehandlung von Patienten mit Typ II-Hyperlipoproteinämie gehören das Vermeiden extremer psychischer Belastungen, soweit verträglich, regelmäßiges körperliches Training, sowie Rauchverbot. Mäßig genossener Alkohol kann bei Patienten mit Durchblutungsstörungen von Nutzen sein, und eine Antikoagulantien- und antihypertensive Therapie sind anzuwenden, wenn sie indiziert sind. Adipöse Patienten müssen zu einer Gewichtsreduktion und zum Einhalten eines annähernd idealen Körpergewichts aufgefordert werden.

Serumcholesterin bzw. β-LP-Spiegel sollten normalisiert werden. Das verlangt sowohl eine diätetische als auch eine medikamentöse Therapie. Diese Behandlungsmaßnahmen und ihre Erfolge werden unten weiter ausgeführt.

Bei Patienten mit Typ II-Hyperlipoproteinämie sollten unbedingt zumindest die nächsten Familienangehörigen auf das Vorliegen einer Fettstoffwechselstörung hin untersucht werden. Dazu sollte der Patient über die genetischen Aspekte seiner Erkrankung aufgeklärt und aufgefordert werden, seine Kinder zur Untersuchung des Serumcholesterinspiegels mit in die Sprechstunde zu bringen. Die Behandlung sollte so frühzeitig wie möglich eingeleitet werden, besonders bei den Homozygoten, bevor es zur Ausbildung einer fortgeschrittenen Atherosklerose gekommen ist. Wegen der schlechteren Prognose sollte die Behandlung der männlichen Kinder mit Typ II-Hyperlipoproteinämie wesentlich energischer betrieben werden als die der Mädchen (s. Abb. 7-1 und 7-2). Außerdem sollte man Patienten mit Typ II abraten, Kinder zu bekommen, besonders dann, wenn beide Eltern erkrankt sind oder der Patient homozygot ist.

Maßnahmen zur Senkung des Serumcholesterins

Diätetische Therapie (4). Patienten mit familiärer Hyperlipoproteinämie vom Typ II sprechen auf die diätetischen Maßnahmen nur mäßig oder überhaupt nicht an (Tabelle 7-2). Es wurde jedoch vermutet, daß durch eine Einschränkung der gesättigten Nahrungsfette möglicherweise die Wirksamkeit der medikamentösen Therapie verbessert werden kann [5]. Bei einem normalen Nahrungsfett-Anteil ist ein Verhältnis von mehrfach ungesättigten zu gesättigten Fettsäuren (= P/S-Quotient) von 1,5 – 2,0 anzustreben. Das läßt sich erreichen durch Weglassen gesättigter Fette bei gleichzeitig erhöhter Zufuhr von Pflanzenölen und -Margarinen mit einem hohen Polyensäuregehalt (dazu gehören z. B. Sonnenblumen-, Maiskeim- und Distelöl weit mehr als Olivenöl). Zu bedenken ist weiter, daß Wurst und fettes Fleisch z. T. erhebliche Mengen gesättigter Fette enthalten, am wenigsten noch Fisch und Geflügel (s. Tabelle 11-1). Eine drastische Einschränkung des Fettanteils in der Diät mit freiem Kohlenhydratzugang kann sich als schädlich erweisen, da durch eine solche Diätform ein Anstieg der Serum-prä-β-Lipoproteine und damit eine Hypertriglyceridämie hervorgerufen werden kann. Den Patienten sollte weiterhin verboten werden, cholesterinreiche Nahrungsmittel wie Innereien und Eigelb zu sich zu nehmen, die tägliche Cholesterinzufuhr sollte 300 mg nicht überschreiten. Im Vordergrund der diätetischen Therapie hat jedoch die Gewichtsreduktion zu stehen.

Tabelle 7-2. *Reaktion von 15 Patienten mit Typ II-Hyperlipoproteinämie auf eine kombinierte Behandlung mit fettarmer Diät und Regelan®* [5]

Zahl der Patienten und Therapieeffekt	Durchschnitt ± S_x Serum-Cholesterin (mg/100 ml)			
	Vorbehandlung	nur Diät (2 Monate)	Diät und Regelan® (2 Monate)	nur Diät (2 Monate)
9 erfolgreich[a]	428 ± 25	404 ± 25	317 ± 27	365 ± 25
6 nicht erfolgreich	436 ± 46	402 ± 45	414 ± 58	415 ± 38
15 erfolgreich und nicht erfolgreich	431 ± 23	403 ± 22	356 ± 30	384 ± 22

[a] Als „erfolgreich" wurde die Behandlung bezeichnet, wenn der Serumcholesterinspiegel unter zusätzlicher Regelan®-Gabe um mehr als 15 % abfiel.

Medikamentöse Behandlung[1]. Für die Behandlung der familiären Hyperlipoproteinämie vom Typ II existiert bisher noch kein ideales Medikament. Verschiedene Arzneimittel [5] werden zur Senkung des Serumcholesterinspiegels gegeben: Nikotinsäure[2] und der Alkohol β-Pyridyl-Carbinol[3], das Austauscherharz Cholestyramin[4] und rechtsdrehendes Thyroxin[5].

1. *Cholestyramin* [2, 12]

Das nicht resorbierbare Cholestyramin bindet im Dünndarm Gallensäuren im Austausch mit Cl⁻ und entzieht sie damit der Rückresorption im enterohepatischen Kreislauf; gleichzeitig wird auch die

---

1 Es wurde versucht, die in Deutschland am häufigsten angewandten lipidsenkenden Medikamente kurz zu besprechen, wobei kein Anspruch auf Vollständigkeit erhoben werden kann. Wenn der Versuch gemacht wird, bei einzelnen Präparaten Hauptindikationsgebiete zu nennen, so kann es sich auch hier nur um eine Empfehlung aufgrund des gegenwärtigen Erfahrungsstandes handeln.
2 Niconacid, Niconacid retard.
3 Ronicol, Ronicol retard.
4 Quantalan.
5 Nadrothyron-D.

Cholesterinresorption herabgesetzt. Als Tagesdosis werden 12–24 g jeweils zu den Mahlzeiten empfohlen. In höherer Dosierung kann Steatorhoe auftreten. Neben einer gewissen Obstipationsneigung sind bei langfristiger Anwendung Mangelzustände an fettlöslichen Vitaminen als Nebenwirkungen zu nennen (Substitution etwa eine Stunde vor den Mahlzeiten); wegen des unangenehmen Geschmacks ist eine Dauerbehandlung häufig schwierig durchzuführen. Der durchschnittliche Abfall des Serumcholesterins wird mit 20 – 25 % angegeben; Heterozygote sprechen besser an als Homozygote. Die Wirkung wird durch cholesterinarme Kost gesteigert. Gelegentlich kommt es unter Cholestyramin zu einem Ansteigen der Triglyceride.

2. Nikotinsäure [7, 10, 12, 14]

Als erste wiesen ALTSCHUL et al. [1] 1955 die cholesterinsenkende Wirkung der Nikotinsäure beim Menschen nach. In Abhängigkeit von den Ausgangswerten und der Dosierung (die von den einzelnen Autoren unterschiedlich mit 4 – 6 g pro Tag angegeben wird) beträgt der Cholesterinabfall zwischen 15 % und 40 %; eine Senkung des Triglyceridspiegels bei den Typen III – V wird nicht so regelmäßig gesehen. Mit etwa einem Viertel der für die reine Nikotinsäure angegebenen Dosierung und wesentlich weniger Nebenwirkungen hat β-Pyridyl-Carbinol als Depotpräparat (1,2 g entsprechen 5 g Nikotinsäure) die gleiche cholesterinsenkende Wirkung (14). Bei Normalisierung der Cholesterinwerte kann eine schrittweise Dosisreduktion versucht werden. Zu den Nebenwirkungen gehören Flush-Reaktionen, gastrointestinale Beschwerden (Antazida! Einnahme zu den Mahlzeiten), sowie gelegentlich eine Verschlechterung der Kohlenhydrat-Toleranz (cave labile Diabetiker). Auch Transaminasenerhöhungen, vermehrte Bromthalein-Rentention und Anstieg der alkalischen Phosphatase sind in einigen Fällen beschrieben worden, ohne daß eindeutig eine leberschädigende Wirkung der Nikotinsäure nachgewiesen werden konnte. Alle genannten Veränderungen waren nach Absetzen voll reversibel. Zu den u. U. erwünschten Wirkungen sind weiter Vasodilatation und Aktivierung der Fibrinolyse zu zählen.

3. D-Thyroxin [8, 12, 13]

Nachdem L-Thyroxin regelmäßig zu einer Verschlechterung von Angina pectoris führte, wurde das rechtsdrehende Analogon in die Therapie eingeführt, das eine wesentlich schwächere Schilddrüsenhormonwirkung hat. Die Dosierung wird mit durchschnittlich 4 – 6 mg pro Tag angegeben, wobei einschleichend therapiert werden sollte [9]. Die cholesterinsenkende Wirkung liegt bei 13 – 21 %. Zu beachten ist das „Escape-Phänomen", so daß nach einigen Behandlungsmonaten die Dosis sukzessive gesteigert werden muß. An Nebenwirkungen müssen gelegentliche (dosisabhängige) Hyperthyreosesymptome genannt werden, als relative Kontraindikation Angina pectoris und Zustand nach Herzinfarkt.

Neben diesen drei überwiegend auf den Cholesterinspiegel wirkenden Medikamenten stehen solche mit vorwiegendem Effekt auf erhöhte Serumtriglyceride, die bei Typ II nicht ausreichend wirksam sind. Sie werden deshalb bei der Typ III-Hyperlipoproteinämie (Clofibrat[1]) und der Hyperlipoproteinämie vom Typ V (EPL[2], Heparin[3]) besprochen.

---

1 Regelan, Atherolip, Atheropront, Skleromexe.
2 Lipostabil.
3 Liquemin, Heparin Novo, Calciparin, Thrombophob.

Literatur

1. ALTSCHUL, R., HOFFER, A., STEBEN, J. D.: Influence of nicotinic acid on serum cholesterol in man. Arch. Biochem. Biophys. 54, 558 (1955).
2. CASDORPH, H. R.: Cholestyramine therapy of hypercholesterolemia Progress in Biochemical Pharmacology, Vol. 2. Ed. KRITCHEVSKY, D., PAOLETTI, R., STEINBERG, D., Basel-New York: Karger, 1967, p. 448.
3. CRONHEIM, G. E.: Heparin, Heparinoids, and the clearing factor. Lipid Pharmacology. Ed. R. PAOLETTI. New York-London: Academic Press, 1964, p. 381.
4. FREDRICKSON, D. S., LEVY, R. I., JONES, EDITH, BONNELL, MERME, ERNST, NANCY: Dietary management of hyperlipoproteinemia. Nat. Heart and Lung Inst., Bethesda, Maryland, USA, 1970.
5. FURMAN, R. H., ROBINSON Jr., C. W.: Hypocholesterolemic agents. Med. Clin. N. Amer. 45, 935 (1961).
6. KINSELL, L. W., SCHLIERT, G., KAHLKE, W., SCHETTLER, G.: Essential Hyperlipemia. Lipids and Lipidoses. Ed. G. SCHETTLER. Berlin-Heidelberg-New York: Springer, 1967, p. 446.
7. MILLER, O. N., HAMILTON, J. G.: Nicotinic acid and its derivatives. Lipid Pharmacology, Ed. R. PAOLETTI. New York-London: Academic Press, 1964, p. 275.
8. MYANT, N. B.: The thyroid and lipid metabolism. Lipid Pharmacology. Ed. R. PAOLETTI, New York-London: Academic Press, 1964, p. 299.
9. OLIVER, M. F.: Hormones. Atherosclerosis. Ed. F. G. SCHETTLER and G. S. BOYD. Amsterdam-London-New York: Elsevier Publishing Company, 1969, p. 865.
10. SANWALD, R.: Nicotinic acid. Atherosclerosis. Ed. F. G. SCHETTLER and G. S. BOYD. Amsterdam-London-New York: Elsevier Publishing Company, 1969, p. 901.
11. SCHETTLER, F. G.: Surface-active substances. Atherosclerosis. Ed. F. G. SCHETTLER and G. S. BOYD. Amsterdam-London-New York: Elsevier Publishing Company, 1969, p. 883.
12. SCHETTLER, G., KAHLKE, W., SCHLIERF, G.: Essential hypercholesterolemia. Lipids and Lipidoses. Ed. G. SCHETTLER. Berlin-Heidelberg-New York: Springer, 1967, p. 412.
13. SCHOCH, H. K.: The U. S. Veterans Administration Cardiology Drug − Lipid Study: An Interim Report. Advances in Experimental Medicine and Biology, Vol. 4. Eds.: E. L. HOLMES, L. A. CARLSON, and R. PAOLETTI. New York: Plenum Press, 1969, p. 405.
14. ZÖLLNER, N., GUDENZI, M.: Behandlung der Hypercholesterinämie mit β-Pyridylcarbinol. Med. Klin. 61, 1996 (1966).

8. Familiäre Hyperlipoproteinämie vom Typ III

Mit dem Begriff Typ III-Hyperlipoproteinämie [1] wird eine besondere Form von Dyslipoproteinämie bezeichnet, die durch eine „breite" β-LP-Bande in der Lipoprotein-Elektrophorese charakterisiert ist. Der Hauptanteil der Serum-β-LP hat eine Dichte von weniger als 1,006 g/ml und einen S_f-Wert von mehr als 20 in der präparativen bzw. analytischen Ultrazentrifuge. Bisher konnte diese Dyslipoproteinämie bei keiner sekundären Hyperlipidämie nachgewiesen werden. Seinem familiären Auftreten [1] verdankt dieses nachfolgend besprochene Krankheitsbild seinen Namen.

Definition und Synonyme

Die familiäre Hyperlipoproteinämie vom Typ III ist eine seltene Erkrankung, die charakterisiert wird durch die oben beschriebene Dyslipoproteinämie, die Erhöhung aller Serumlipidfraktionen und die Ablagerung von Lipiden hauptsächlich in der Haut der Handflächen und an den Druckstellen sowie in den Blutgefäßen, besonders in der Aorta abdominalis. Bevor diese Störung als umschriebene klinische Einheit erkannt worden war, wurde sie irrtümlicherweise entweder unter den verschiedenen Synonymen der familiären Hyperlipoproteinämie vom Typ II (s. Kapitel 7) oder der essentiellen kohlenhydrat-induzierten Hyperlipämie eingestuft.

Genetische Aspekte

Der Erbgang ist noch nicht endgültig aufgeklärt. Wahrscheinlich wird diese Störung rezessiv vererbt. In dieser Hinsicht ist eine klare Unterscheidung von der familiären Hyperlipoproteinämie vom Typ II möglich, die dominant übertragen wird. Es sollte jedoch betont werden, daß Patienten mit Typ III Verwandte mit einer Hyperlipoproteinämie vom Typ IV haben können, die wir im folgenden Kapitel besprechen werden. Die genetische Beziehung zwischen den Typen III und IV ist zur Zeit noch unklar.

Biochemische Defekte

Auch die biochemischen Störungen bei der Typ III-Hyperlipoproteinämie müssen noch aufgeklärt werden. Dennoch sind einige Aspekte dieser Dyslipoproteinämie bemerkenswert. Patienten mit dieser Erkrankung haben eine Hypertriglyceridämie, die durch kohlenhydratreiche Ernährung verstärkt wird. Das würde die Vermutung nahelegen, daß eine gesteigerte hepatische Lipogenese eine gewisse Rolle beim Zustandekommen der Hypertriglyceridämie spielen könnte. Wenn diese die einzige biochemische Störung wäre, welche Dyslipoproteinämie würde man erwarten?

Wie schon besprochen (s. Kapitel 4, Abb. 4-3) lagern sich die Apolipoproteine A und B (α- und β-Peptide) zu prä-β-LP zusammen, um größere Lipidmengen transportieren zu können, wenn die Triglyceridsynthese in der Leber gesteigert ist. Das kann durchaus bei den Verwandten der Typ III-Patienten der Fall sein, die eine Typ IV-Hyperlipoproteinämie haben.

Auf der anderen Seite zeigen auch Patienten mit Typ III-Hyperlipoproteinämie tatsächlich eine Erhöhung der Serum-β-LP, von denen einige triglyceridreicher sind als normale β-LP. Da diese triglyceridreichen β-LP bei einer Dichte von unter 1,006 g/ml flottieren (normalerweise sedimentieren die β-LP bei dieser Dichte), haben sie einen S_f-Wert von mehr als 20 (normalerweise $S_f<20$) und eine elektrophoretische Beweglichkeit, die größer ist als die der normalen β-LP, wodurch es zu einer Vortäuschung von prä-β-LP kommt. Sie unterscheiden sich jedoch von prä-β-LP durch das Fehlen von Apolipoprotein A, obwohl dieses im Serum in normalen Konzentrationen vorhanden ist. Interessanterweise ist die „breite" β-LP-Bande bei der Typ III-Hyperlipoproteinämie ähnlich der bei der Tangier-Erkrankung beobachteten, bei der es sich um eine Hypolipoproteinämie aufgrund eines congenitalen Fehlens von Apolipoprotein A handelt [1].

Hiervon ausgehend könnte man vermuten, daß bei Patienten mit Typ III das Apolipoprotein A nicht in der Lage ist, sich mit Apolipoprotein B zu verbinden und die neu-synthetisierten Lipide zusätzlich zu transportieren. Statt dessen fällt dee ganze Transportlast dem Apolipoprotein B zu, wodurch es zu einem Anstieg von triglyceridreichen β-LP mit abnorm niedriger Dichte kommt. Diese Dichteänderung einer Lipoproteinfraktion mit zunehmendem Lipidgehalt ist jedoch nicht auf die β-LP beschränkt; sie wurde auch bei den α-LP beobachtet, wie zum Beispiel beim Gallengangverschluß (s. Kapitel 5). Aus diesen Überlegungen folgt, daß verschiedene Defekte am Zustandekommen der Typ III-Hyperlipoproteinämie beteiligt sein können.

Klinische Symptome

Patienten mit familiärer Typ III-Hyperlipoproteinämie suchen im allgemeinen den Arzt wegen ihrer Xanthome auf. Werden die Patienten nicht behandelt, bilden sich eventuell die Symptome einer fortgeschrittenen Atherosklerose aus.

Xanthome

Tuberöse Xanthome (Abb. 8-1 bis 8-3) treten zuerst im frühen Erwachsenenalter im Bereich der Druckstellen auf. Das genaue Manifestationsalter ist häufig unbekannt, da die Veränderungen nur sehr langsam zunehmen und von den Patienten über mehrere Jahre hinweg unbemerkt bleiben können. Die Wachstumsgeschwindigkeit scheint von dem Ausmaß der Hyperlipoproteinämie abzuhängen. So entwickelten sich zum Beispiel bei dem Patienten A. V. (Abb.

8-1) die Veränderungen über einen Zeitraum von 15 Jahren, bevor er zum Arzt ging; seine Serumlipide waren nur mäßig erhöht. Im Gegensatz dazu kam es bei dem Patienten E. B. (Abb. 8-3) im Jahre 1956 zur Ausbildung ausgedehnter tuberöser und planer Xanthome innerhalb von einem Jahr; zu diesem Zeitpunkt betrugen seine Gesamtlipide 5012 mg%, das Gesamtcholesterin 782 mg% (66% verestert) und die Phospholipide 687 mg%.

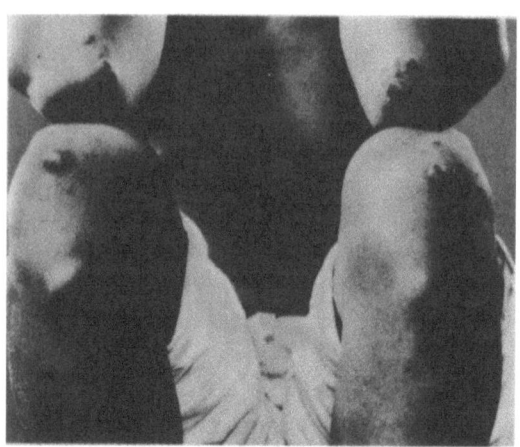

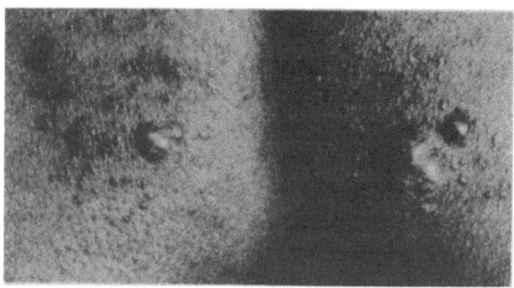

Abb. 8-1. Tuberöse Xanthome. Dieser 45 Jahre alte Patient (A. V.) mit einer Hyperlipoproteinämie vom Typ III gibt an, erstmals mit ungefähr 30 Jahren die tuberösen Xanthome bemerkt zu haben. Klinische Anhaltspunkte für eine Atherosklerose bestehen nicht. Vor der Behandlung betrug der Serum-Cholesterinspiegel 371 mg%, der Phospholipidspiegel 384 mg%, der Triglyceridspiegel 366 mg%, und die Freien Fettsäuren 618 µval/ml. Die Serumlipide normalisierten sich unter Diät und Regelan® bei gleichzeitigem Rückgang der Xanthomgröße

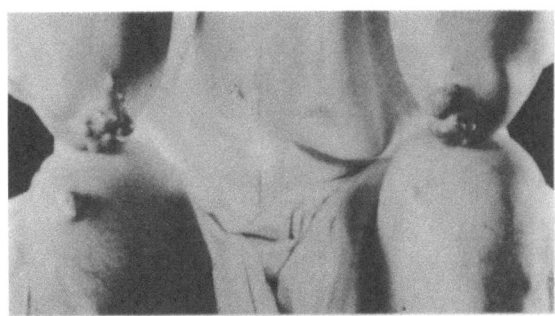

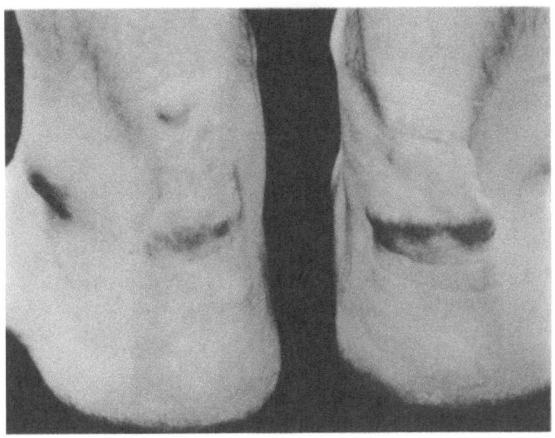

Abb. 8-2. Tuberöse Xanthome. Dieser 47 Jahre alte Patient (K. D.) mit Typ III-Hyperlipoproteinämie hat tuberöse Xanthome seit ungefähr dem 27. Lebensjahr. Klinische Anhaltspunkte für eine Atherosklerose bestehen nicht. Die Behandlung mit Diät und Regelan® führte zu einer Senkung der Serumlipide (s. Abb. 8-4, obere Hälfte) und zu einem Rückgang der Xanthome

Tuberöse Xanthome sind von weicher bis fester Konsistenz, nicht schmerzhaft, haben eine rötlich-gelbe Farbe und treten in Gruppen überall am Körper auf. Mit zunehmender Größe konfluieren sie und erscheinen später als beetartige Massen mit unregelmäßigen Rändern. Kommt es zu einem Rückgang dieser Veränderungen unter der Therapie, können bräunlich-pigmentierte Flecke zurückbleiben, die maculopapulär erscheinen, wahrscheinlich infolge des zurückbleibenden Bindegewebes.

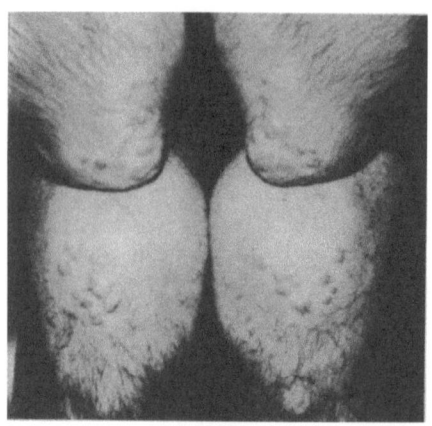

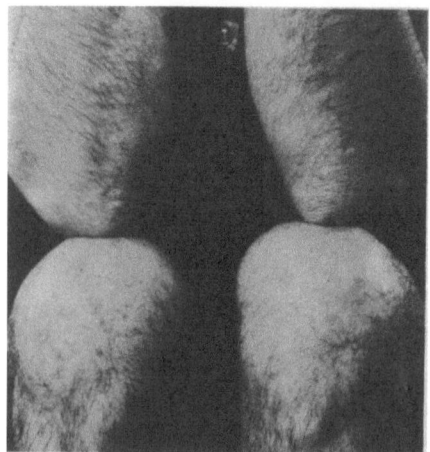

Abb. 8-3. Tuberöse Xanthome. Dieser 40 Jahre alte Mann (E. B.) mit Typ III-Hyperlipoproteinämie hat nach seinen Angaben tuberöse Xanthome seit seinem 27. Lebensjahr. Seit dieser Zeit wurde er mit den verschiedensten Diäten und Medikamenten intermittierend mit unterschiedlichen Effekt behandelt. Die Femoralispulse fehlen, seit dem 32. Lebensjahr besteht eine Claudicatio intermittens. Die Behandlung mit Diät und Regelan® führte zu einer Normalisierung der Serumlipide (s. Abb. 8-4, untere Hälfte) und zu einem Rückgang der Xanthome (untere Bildhälfte); die Femoralispule wurden wieder tastbar und die Claudicato intermittens verschwand

Bei Patienten mit Typ III-Hyperlipoproteinämie können sich besonders an den Handflächen plane Xanthome finden, die als flache, gelbliche, fettige Plaques in oder direkt unter der Haut imponieren. Das Aussehen der palmaren Veränderungen kann von einer gelblichen Verfärbung der Handlinien bis zu deutlichen gelben Streifen und Plaques reichen. Diskrete Veränderungen sind am besten bei hellem Tageslicht zu erkennen.

Xanthelasmen der Augenlider und Sehnenxanthome sind ungewöhnlich, im Gegensatz zur Hyperlipoproteinämie vom Typ II.

Atherosklerose

Die Atherosklerose als die ernsteste Manifestation der Hyperlipoproteinämie vom Typ III führt entweder zu peripheren arteriellen Durchblutungsstörungen aufgrund von Einengungen im Bereich der Bauchaorta und ihrer Bifurcation oder zur Coronararterien-Insuffizienz. Im Gegensatz zu der Hyperlipoproteinämie vom Typ II, bei der die Coronar-Insuffizienz häufiger ist, kommt bei der Typ III-Hyperlipoproteinämie wahrscheinlich die Claudicatio intermittens aufgrund peripherer Durchblutungsstörungen häufiger vor als die Angina pectoris. Es ist nicht bekannt, ob die Arterien des zentralen Nervensystems und der Niere so weit von dem atherosklerotischen Prozeß mitbetroffen sind, daß es zu Apoplex und renalem Hochdruck kommt. Auch ein gehäuftes Vorkommen von Arcus lipoides und Gallensteinen ist bei diesem Krankheitsbild nicht bewiesen.

Diagnose

Der Verdacht auf eine Typ III-Hyperlipoproteinämie ist immer dann gegeben, wenn bei einem Patienten jenseits des zwanzigsten Lebensjahres Hautxanthome mit oder ohne Atherosklerose auftreten, wenn erhöhte Serumcholesterin- und Triglyceridwerte bei Fehlen einer sekundären Ursache für die Hyperlipidämie nachweisbar sind, und wenn eine im wesentlichen negative Familienanamnese für Xanthomatose oder frühzeitige Coronararterien-Erkrankungen vorliegt. Ein weiterer diagnostischer Hinweis ist die Identifizierung einer „breiten" β-LP-Bande in der Elektrophorese der Serumlipoproteine. Eine endgültige Diagnosesicherung ist durch die Trennung von β-LP mit abnorm niedriger Dichte, d. h. mit weniger als 1,006 g/ml in der Ultrazentrifuge möglich.

Die Blutzucker- und Insulin-Nüchternwerte liegen im Normalbereich, beim Glucose-Toleranztest finden sich jedoch häufig leicht pathologische Werte. Bei Patienten mit ausgeprägter Hypertriglyceridämie kann eine Hyperurikämie vorliegen. Alle anderen Tests von seiten des Stoffwechsels, des Endokriniums, der Leber- und Nierenfunktion zeigen normale Ergebnisse.

Behandlung

Die Behandlung dieser Patienten ist außerordentlich dankbar, da innerhalb weniger Monate nach Therapiebeginn eine sichtbare Größenabnahme der Xanthome eintritt, wodurch der Patient ermutigt wird (beachte den Rückgang der Xanthome nach Therapie in den vorangehenden Abbildungen). Als noch eindrucksvoller erweist sich das Verschwinden der Claudicatio intermittens, wie es bei dem Patienten E. B. nach einer langen und wirksamen Therapie beobachtet wurde (s. Abb. 8-3). Zum ersten Mal nach sieben Jahren ist der Patient E. B. wieder in der Lage, ohne Claudicatio intermittens Treppen zu steigen und größere Strecken zu gehen.

Entsprechend ihrer Bedeutung sind nachfolgend die Therapiemaßnahmen aufgezählt:

1. Die *Aufrechterhaltung eines annähernd „idealen" Körpergewichtes* ist von extremer Bedeutung. Deshalb ist bei übergewichtigen Patienten die Gesamtkalorienzufuhr einzuschränken.

2. Eine *Einschränkung der Kohlenhydratzufuhr* auf 40 % der Gesamtkalorien (keinesfalls mehr als 3,5 – 4 g/kg Körpergewicht) ist notwendig, um die Triglyceridsynthese in der Leber zu vermindern. Die restlichen Kalorien sollten zu 20 % in Form von Eiweiß (mindestens 1,5 – 2 g/kg Körpergewicht) und zu 40 % in Form von Fett (maximal 1,5 – 2 g/kg Körpergewicht) gegeben werden, das

---

Herrn Dr. med. G. WOLFRAM (Med. Poliklinik der Universität München) wird für seine Ratschläge und Bemühungen bei der Überarbeitung sehr herzlich gedankt. D. Übers.

nach Möglichkeit zu mehr als der Hälfte aus mehrfach ungesättigten Fettsäuren bestehen und arm an Cholesterin (maximal 300 mg pro Tag) sein sollte [4].

3. *Gabe lipidsenkender Medikamente: Clofibrat.*[1] Hauptindikationen sind die Typen III – V sowie die sekundären Hypertriglyceridämien, bei denen allerdings zunächst die Grundkrankheit zu behandeln ist. Neben dem Abfall der Triglyceride ist auch ein cholesterinsenkender Effekt zu beobachten. Je nach Ausgangswerten liegt der durch Clofibrat bedingte Abfall der Triglyceride zwischen 30 und 40 %, der des Cholesterins zwischen 15 und 20 %. Wichtig ist weiter die Wirkung auf das Gerinnungssystem: Steigerung der fibrinolytischen Aktivität, Verlängerung der Gerinnungszeit, Normalisierung erhöhter Fibrinogenspiegel und Herabsetzung der Thrombocyten-Klebrigkeit. Bei gleichzeitiger Behandlung mit Cumarin-Präparaten ist zu beachten, daß der Antikoagulantienbedarf geringer ist. Als Tagesdosis sind 1,5 g zu empfehlen, wobei Dosen über 2 g keinen weiteren Effekt haben, und bei Normalisierung der Serumlipidwerte die Dosis schrittweise reduziert werden kann. Bei guter Verträglichkeit sind an Nebenwirkungen zu nennen: Gelegentlich Transaminasenanstieg und Pruritus. Weiterhin wurden 4 Fälle von Myalgie mit Anstieg der Kreatinphosphokinase (CPK)-Aktivität im Serum beschrieben. Alle Veränderungen sind passager.

Nikotinsäure[2] (4–6 g pro Tag), bzw. die Retardform von *β-Pyridylcarbinol*[3] (0,9–1,2 g), *D-Thyroxin*[4] (4–6 mg pro Tag). Die beiden letztgenannten Medikamente wurden bereits in Kapitel 7 besprochen. Nach neueren Langzeitstudien ist bei der Typ III-Hyperlipoproteinämie Clofibrat als das Medikament der Wahl zu bezeichnen [2,3].

Während bei der Typ III-Hyperlipoproteinämie eine alleinige diätetische Behandlung (Gewichtsreduktion!) die Serumlipide erheblich senken kann, ist eine Normalisierung ungewöhnlich. Durch die zusätzliche Gabe von lipidsenkenden Medikamenten ist eine weitere Senkung der Serumlipide bis zur Normalisierung möglich. Die lipidsenkende Wirkung von Clofibrat setzt gewöhnlich innerhalb eines Monats nach Behandlungsbeginn ein (Abb. 8-4); ähnlich rasch bilden sich auch die Xanthome im Handflächenbereich zurück. Wesentliche Veränderungen der tuberösen Xanthome dage-

---

1 Regelan, Atherolip, Atheropront, Skleromexe
2 Niconacid
3 Ronicol retard
4 Nadrothyron-D

gen werden erst ungefähr 2–3 Monate nach Therapiebeginn beobachtet, wobei eine vollständige Rückbildung dieser Veränderungen erst nach einem Jahr eintritt.

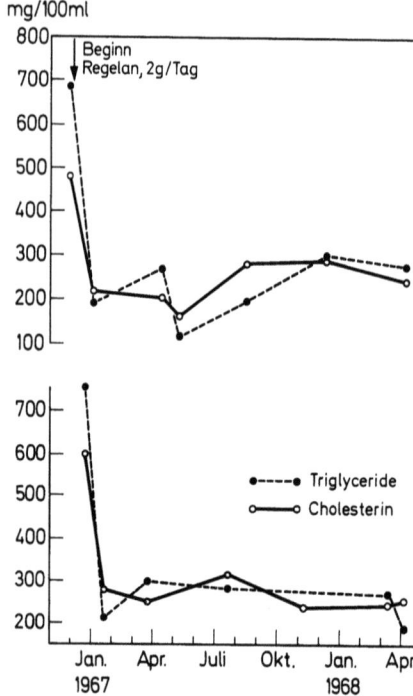

Abb. 8-4. Ansprechen von zwei Patienten mit Typ III-Hyperlipoproteinämie auf eine kohlenhydratarme Kost und Regelan®. Die Xanthome dieser Patienten sind in Abb. 8-2 und 8-3 dargestellt

4. Patienten mit fortgeschrittener Atherosklerose und arteriellen Durchblutungsstörungen sollten sich regelmäßig bis zur Toleranzgrenze belasten und das Rauchen aufgeben, um die periphere Durchblutung zu verbessern. Wenn auch nicht bekannt ist, ob Alkohol die Hyperlipoproteinämie bei dieser Erkrankung verschlechtert, ist von extremem Alkoholgenuß abzuraten, wenn man die bekannten Wirkungen des Alkohols auf die Serumlipide bedenkt (s. Kapitel 5). Kleine Alkoholmengen dagegen können bei Patienten mit Gefäßinsuffizienzzeichen von Nutzen sein.

Literatur

1. FREDRICKSON, D. S., LEVY, R. I., LEES, R. S.: Fat transport in lipoproteins: An integrated approach to mechanisms and disorders. New Engl. J. Med. **276**, 215 (1967).
2. LEVY, R. J., QUARFORDT, S. H., BROWN, W. V., SLOAN, H. R., FREDRICKSON, D. S.: The efficacy of clofibrate (CPJB) in familial Hyperlipoproteinemia. In: Advances in experimental medicine and biology, Vol. 4. Eds.: W. L. HOLMS, L. A. CARLSON, and R. PAOLETTI. New York: Plenum Press, 1969, p. 377.
3. SCHLIERF, G., KAHLKE, W.: The effect of chlorphenoxyisobutyrat (CPJB) in various types of primary hyperlipidemia. In: Advances in experimental medicine and biology, Vol. 4. Eds: E. L. HOLMS, L. A. CARLSON, and R. PAOLETTI. New York: Plenum Press, 1969, p. 389.
4. FREDRICKSON, D. S., LEVY, R. I. JONES, EDITH, BONNELL, MERME, ERNST, NANCY: Dietary management of hyperlipoproteinemia. Nat. Heart and Lung Inst., Bethesda, Maryland, USA, 1970.

9. Familiäre Hyperlipoproteinämie vom Typ IV

Der Begriff Typ IV-Hyperlipoproteinämie [1] bezeichnet eine Konzentrationserhöhung der Serum-prä-β-LP als Folge einer gesteigerten Triglyceridsynthese und damit eine Hypertriglyceridämie. β-LP und α-LP im Serum sind vermindert, während die FFS gewöhnlich erhöht sind (s. Abb. 4-3).

Wie in Kapitel 5 erwähnt wurde, kann eine Hyper-prä-β-Lipoproteinämie sekundär bei einer Vielzahl von Krankheitsbildern auftreten, wie z. B. bei extremen Ernährungsgewohnheiten, Diabetes mellitus, Glykogenspeicherkrankheit, Adipositas, Gicht, Schwangerschaft, Hypothyreose, Hypophyseninsuffizienz, Nebenniereninsuffizienz, Pankreas- und Nierenerkrankungen, sowie nach Gabe von Alkohol, Thiaziden und verschiedenen Hormonpräparaten (z. B. Ovulationshemmer). Patienten mit Hyper-prä-β-Lipoproteinämie sollten deshalb sorgfältig hinsichtlich möglicher Primärursachen untersucht werden, bevor eine Therapie begonnen wird.

Bei Patienten mit Hyper-prä-β-Lipoproteinämie, bei denen sich keine Sekundärursache nachweisen läßt, kann man von einer familiären Hyperlipoproteinämie vom Typ IV sprechen, mit der wir uns in diesem Kapitel beschäftigen wollen.

Definition und Synonyme

Die familiäre Hyperlipoproteinämie vom Typ IV ist eine häufige Dyslipoproteinämie, die durch eine Hyper-prä-β-Lipoproteinämie, eine Hypertriglyceridämie mit oder ohne Erhöhung der anderen Serumlipide, eine vorzeitige Atherosklerose und gelegentliche Episoden von Abdominalbeschwerden charakterisiert ist. Sie wurde auch als kohlenhydratinduzierte oder kohlenhydratakzentuierte Hyperlipämie, endogene Hyperlipämie, essentielle familiäre Hyperlipämie und familiäre Hyper-prä-β-Lipoproteinämie bezeichnet.

Genetische Aspekte

Der Erbmodus ist unbekannt. Die familiäre Hyperlipoproteinämie vom Typ IV geht häufig mit einer Kohlenhydratintoleranz einher, wie später noch besprochen wird. Weiterhin „muß die Möglichkeit ausgeschlossen werden, daß der Typ IV (familiäre Hyperlipoproteinämie) möglicherweise eine Manifestationsvariante eines für den Diabetes mellitus verantwortlichen Gens ist" [1]. Es ist außerdem hervorzuheben, daß Verwandte dieser Patienten entweder eine Typ III- oder eine Typ V-Hyperlipoproteinämie haben können.

Biochemische Störungen

Die Stoffwechselveränderungen, die zu einer Hyper-prä-β-Lipoproteinämie führen, wurden ausführlich in Kapitel 4 besprochen (s. Abb. 4-3).

Bei Patienten mit dieser Erkrankung sind die Serum-FFS als Ausdruck einer gesteigerten Lipolyse erhöht. Ob das auf eine herabgesetzte Triglyceridresynthese im Fettgewebe zurückzuführen ist oder auf einen gesteigerten Abbau der Triglyceride durch die Gewebslipase, ist unbekannt.

Störungen im Bereich des Kohlenhydratstoffwechsels werden bei dieser Erkrankung ebenfalls gefunden; sie lassen sich im Glucose-, Tolbutamid- und Insulintoleranztest erfassen sowie in einer abnormen Insulinsekretion nach Tolbutamid und Arginin, obwohl die Nüchtern-Blutzucker- und Insulinwerte (Immunoassay) gewöhnlich innerhalb der Normgrenze liegen. Es ist denkbar, daß diese Kohlenhydratstoffwechselstörungen entweder den Veränderungen im Fettstoffwechsel vorausgehen oder auf sie folgen können.

Unabhängig davon, ob eine gesteigerte Lipolyse oder eine Glucoseintoleranz am Anfang stehen, findet sich im Endergebnis eine gesteigerte Triglyceridbildung in der Leber, die ihren Niederschlag in einem Anstieg der prä-β-LP im Blut findet. Unwahrscheinlich dagegen ist eine Abbaustörung der Serum-prä-β-LP; die Postheparin-Lipoproteinlipase-Aktivität ist normal, wenn diese Patienten eine geregelte Diät einhalten.

Somit haben Patienten mit familiärer Hyperlipoproteinämie vom Typ IV eine gesteigerte prä-β-Lipoprotein-Synthese, die sowohl durch eine gesteigerte FFS-Freisetzung aus dem Fettgewebe als auch eine Kohlenhydratintoleranz oder durch beides hervorgerufen worden sein kann.

Klinische Symptome

Für die Praxis lassen sich die klinischen Manifestationsformen dieser Erkrankung in drei Hauptgruppen einteilen: (1) solche, die direkt mit der Hyper-prä-β-Lipoproteinämie in Beziehung stehen, (2) solche, die in Verbindung zur Kohlenhydratstoffwechselstörung stehen und (3) solche, die auf Komplikationen der Atherosklerose zurückzuführen sind.

Bezüglich der Hyper-prä-β-Lipoproteinämie haben die meisten Patienten leicht oder mäßig erhöhte prä-β-LP, was zu einer Beschleunigung der Atherosklerose und zum Auftreten von Durchblutungsstörungen führt. Bei einigen Patienten entwickelt sich eine ausgeprägte Hyper-prä-β-Lipoproteinämie, die die Ursache für rezidivierende Anfälle leichter bis schwerer Abdominalbeschwerden ist. Das obere Abdomen, besonders das Epigastrium, ist schmerzhaft und druckempfindlich wie bei einer Pankreatitis. Die Anfälle setzen im allgemeinen in den dreißiger Jahren ein und können in Beziehung zu erhöhter Kalorienzufuhr, insbesondere von Kohlenhydraten, und Gewichtsanstieg stehen. Wenn die Häufigkeit auch sehr unterschiedlich ist, geben die Patienten doch pro Jahr mehrere solcher Anfälle an, die sie als „Verdauungsstörungen" bezeichnen. Oft sind diese Beschwerden so ausgeprägt, daß laparotomiert wird, wobei dann lediglich ein normaler Appendix oder eine normale Gallenblase entfernt werden. Leber und Milz können aufgrund von Lipideinlagerungen vergrößert sein.

Gelegentlich werden Patienten mit dieser Erkrankung mit den Symptomen einer reaktiven Hypoglykämie wie Schwäche, Hungergefühl, Schläfrigkeit, Erregbarkeit und Schweißausbruch mehrere Stunden nach einer Mahlzeit eingewiesen. Bei diesem Krankheitsbild fehlen im allgemeinen die charakteristischen Symptome eines genetischen Diabetes mellitus wie Komplikationen von seiten einer Mikroangiopathie, Polyurie und Polydipsie.

Die häufigsten Beschwerden werden jedoch von seiten der atherosklerosebedingten Durchblutungsstörungen angegeben. Angina pectoris und Herzinfarkt stehen an erster Stelle der atherosklerotischen Komplikationen, es läßt sich jedoch auch eine Beteiligung der Aorta und ihrer Hauptäste nachweisen. Über dem Abdomen, den Carotiden und den Femoralarterien können Gefäßgeräusche auskultiert werden. Die Pulse der unteren Extremitäten können schwach ausgeprägt sein oder ganz fehlen, mit den klinischen zeichen einer peripheren Durchblutungsstörung. Nicht selten zeigen Patienten mit dieser Erkrankung Symptome eines Hochdrucks, der entweder auf eine Sklerose und Stenose der Nierenarterien oder einen Niereninfarkt zurückzuführen ist.

Dagegen werden bei Patienten mit dieser Erkrankung Lipide offenbar nicht in der Cornea (Arcus lipoides), den Augenlidern (palpebrale Xanthelasmen) oder Sehnen (tendinöse Xanthome) abgelagert, noch lassen sich bei diesen Patienten tuberöse oder plane Xanthome nachweisen. Ist die Hyper-prä-β-Lipoproteinämie sehr ausgeprägt, so können sich eruptive Xanthome entwickeln. Weiterhin scheint bei dieser Erkrankung eine Hyperurikämie häufig zu sein, gelegentlich können sich bei diesen Patienten sogar echte Gichtsymptome finden.

Diagnose

Bei Serum-Triglyceridwerten von über 150 mg% bei einem normal ernährten und 12 Stunden nüchternen Patienten sollte unter anderem auch an eine Typ IV-Hyperlipoproteinämie gedacht werden. Sie kann durch elektrophoretische Auftrennung der Lipoproteine nachgewiesen werden. Die Serum-Cholesterinwerte können normal sein; es ist daher nicht verwunderlich, daß dieses Krankheitsbild nicht diagnostiziert werden kann, wenn nur das Serum-Cholesterin bestimmt wird. Bei normaler Ernährung ist die Postheparin-Lipoproteinlipase-Aktivität normal.

Bei Patienten mit akuter Abdominalkolik lassen sich auch klinisch-chemische Anhaltspunkte für eine Pankreatitis finden, wie eine erhöhte Amylase in Serum und Urin oder eine gesteigerte Serumlipase. Weiterhin kann auch eine leichte Leukocytose bestehen. Im Gegensatz zu der länger anhaltenden akuten hämorrhagischen Pankreatitis bleibt dieses pankreatitisähnliche Syndrom weniger als eine Woche, gewöhnlich nur 2 bis 3 Tage, bestehen.

Es ist äußerst schwer zu entscheiden, ob der Patient einen im Erwachsenenalter manifest werdenden Diabetes mellitus mit Hyper-prä-β-Lipoproteinämie hat oder eine familiäre Hyperlipoproteinämie vom Typ IV, die mit einer Kohlenhydratintoleranz einhergeht. Da die Familienanamnese in beiden Fällen hinsichtlich eines Diabetes positiv ausfällt, bietet sie bei der Beantwortung dieser Frage kaum eine Hilfe.

Tatsächlich ist bisher unbekannt, ob es sich hier nur um eine Erkrankung, nämlich den Diabetes mellitus, mit unterschiedlichen klinischen Manifestationsformen handelt oder nicht. Aus diesem Grunde ist man gezwungen, eine willkürliche Trennungslinie zwischen diesen zwei scheinbar verschiedenen Erkrankungen zu ziehen. Liegen die Nüchtern-Blutzuckerwerte konstant im Normbereich (unter 100 mg%), unabhängig davon, ob der Glucose-Toleranztest normal oder pathologisch ausfällt, und findet sich keine sekundäre Ursache für eine Hyper-prä-β-Lipoproteinämie, so kann man annehmen, daß der Patient eine familiäre Hyperlipoproteinämie vom Typ IV hat. Die Diagnose erhärtet sich, wenn man die gleiche Dyslipoproteinämie bei einem nahen Verwandten nachweisen kann. Findet sich andererseits eine Nüchtern-Hyperglykämie mit Hyper-prä-β-Lipoproteinämie, kann man annehmen, daß der Patient einen Diabetes mellitus hat. Diese willkürliche Trennung stellt eine Hilfe bei der Behandlung des Patienten dar, wie wir am Ende dieses Kapitels noch sehen werden.

Besteht Verdacht auf hypoglykämische Symptome, so läßt sich eine reaktive Hypoglykämie mit einem über 5 Stunden gehenden oralen Glucosetoleranztest nachweisen, der allerdings erst nach einer dreitägigen vorbereitenden Diät durchgeführt werden sollte:

Besteht eine Angina pectoris, zeigt das Elektrokardiogramm gewöhnlich unspezifische Endteil-Veränderungen, die auf die Ischämie zurückzuführen sind. Auch wenn das Elektrokardiogramm trotz Angina-pectoris-Anamnese normal ist, kann das Belastungs-EKG pathologisch ausfallen. Die Coronarangiographie ist zwar keine diagnostische Routinemaßnahme, sie wird aber bei Patienten mit Angina pectoris immer dann durchgeführt, wenn Revaskularisierungsmaßnahmen ins Auge gefaßt werden.

Patienten mit Typ IV-Hyperlipoproteinämie und einem mäßigen bis schweren Hypertonus sollten sorgfältig auf einen renalen Hochdruck untersucht werden, wozu auch die Nieren-Arteriographie gehört. Eine Nierenarterienstenose kommt häufiger bei Patienten vor, die bereits anderweitige Hinweise für eine Atherosklerose bieten, wie zum Beispiel Geräusche über den Carotiden und der Femoralis oder Claudicatio intermittens mit herabgesetzten peripheren Pulsen.

Schließlich ist es wie beim Diabetes mellitus mitunter schwierig, zu entscheiden, ob der Patient eine Hyperurikämie mit gleichzeitiger Hyper-prä-β-Lipoproteinämie hat, oder ob das Umgekehrte der Fall ist. Hierbei sollte man wissen, daß Patienten mit Gicht nur leicht erhöhte Serum-Triglyceridwerte haben, wobei letztere gewöhnlich unter 250 mg% liegen. Wenn Patienten mit familiärer Hyperlipoproteinämie vom Typ IV mit einer kohlenhydratreichen Diät über 7 bis 10 Tage belastet werden (60 bis 70% der Gesamtkalorien in Form von Kohlenhydraten), steigen die Serumtriglyceridwerte über 600 mg% an.

Behandlung

Die allgemeinen Behandlungsrichtlinien bei Patienten mit Typ IV-Hyperlipoproteinämie sollten denen entsprechen, die wir im Kapitel 7 für Patienten mit familiärer Hyperlipoproteinämie vom Typ II beschrieben haben, wobei die Reduktion auf das „ideale" Körpergewicht im Vordergrund steht:

Die Behandlung hat sich zunächst auf die *gegenwärtig bestehenden Beschwerden* zu konzentrieren, sei es Angina pectoris, Infarkt, Abdominalbeschwerden, Hypertonus oder periphere Durchblutungsstörungen. Mit einem Gefäß-Chirurgen sollte die Möglichkeit besprochen werden, inwieweit Revaskularisierungsmaßnahmen notwendig sind, sei es im Bereich der Coronarien, der Nieren- oder der peripheren Arterien oder an der Aorta.

Die Behandlung der Abdominalbeschwerden hängt von ihrem Schweregrad ab. Patienten mit Übelkeit, Meteorismus und ausgeprägten epigastrischen Druckschmerzen sollten bis zum Abklingen der Symptome infundiert werden. Die Kohlenhydratzufuhr sollte auf 50 g pro Tag eingeschränkt werden, um die hepatische Triglyceridsynthese zu senken. Zusätzlich läßt sich die Lipolyse im Fettgewebe durch eine regelmäßige Insulinzufuhr (2 Einheiten pro Std.) intravenös blockieren, wobei als Grenze eine Senkung der Serumtriglyceride unter 400 mg% anzusehen ist. Liegt keine hämorrhagische Pankreatitis vor, kann der Abbau der zirkulierenden Triglyceride durch die parenterale Gabe von Heparin (5000 Einheiten alle 8 Stunden) unterstützt werden, womit die Lipoproteinlipase-Freisetzung stimuliert wird. Nach Abklingen der klinischen Symptome und der Lipämie wird der Patient zunächst mit klaren Flüssigkeiten und dann mit einer kohlenhydratarmen Kost ernährt, wie wir sie nachfolgend beschreiben.

Zu den *allgemeinen Richtlinien* bei der Langzeitbehandlung gehören regelmäßige körperliche Belastungen, Einschränkung des Rauchens, Mäßigkeit beim Alkoholgenuß, Vermeidung extremer psychischer Belastungen.

Weiterhin sollten die unmittelbaren Verwandten des Patienten auf eine Hyperlipoproteinämie hin untersucht werden. Hierdurch wird dem behandelnden Arzt die definitive Diagnose erleichtert und, was viel wichtiger ist, die Verwandten des Patienten, die möglicherweise diese Hyperlipidämieform haben, werden rechtzeitig behandelt, bevor ernsthafte Komplikationen auftreten.

Die *spezifische Behandlung* sollte auf eine Senkung der Serumtriglyceride bzw. der prä-β-Lipoproteine ausgerichtet sein. Gelegentlich reicht eine *diätetische Behandlung* [2] aus, um die Serumlipide zu normalisieren (Abb. 9-1). Die Gesamtkalorienzufuhr hängt vom Körpergewicht des Patienten ab. Es sollten alle Anstrengungen unternommen werden, um den Patienten möglichst nahe seinem „idealen" Körpergewicht zu halten. Deshalb werden adipöse Patienten auf eine 1000 Kalorien-Diät gesetzt, die zu 35 % aus Kohlenhydraten, zu 45 bis 50 % aus Fett (zur Hälfte in Form mehrfach ungesättigter Fettsäuren und − vgl. Tabelle 11-1 − relativ arm an Cholesterin) und zu 20 % aus Eiweiß besteht. Nach Erreichen des „idealen" Körpergewichtes wird dem Patienten eine Steigerung der

Kalorienzufuhr so lange erlaubt, wie das Körpergewicht konstant bleibt; diese Kalorienmenge wird dann beibehalten. Dabei sollte jedoch der Kohlenhydrat-Anteil etwa 3,5 g/kg Körpergewicht nicht überschreiten.

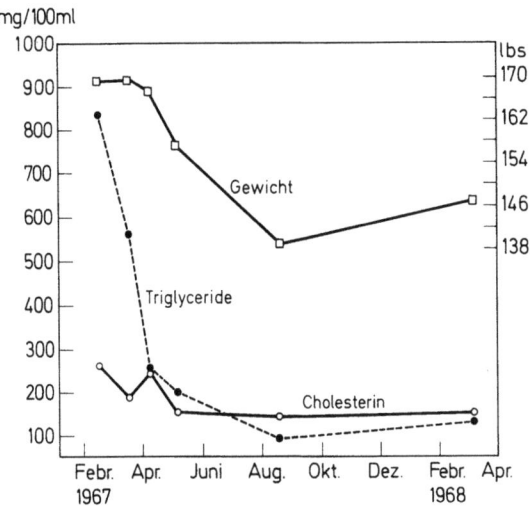

Abb. 9-1. Kontrolle der Serumlipide durch Gewichtsverlust und kohlenhydratarme Ernährung bei einem Patienten mit familiärer Hyperlipoproteinämie vom Typ IV

Lipidsenkende Medikamente sind dann indiziert, wenn trotz Gewichtskontrolle und Einschränkung der Kohlenhydratzufuhr in der Nahrung die Serumtriglyceride über 200 mg % erhöht bleiben. Eine Wirkung ist in erster Linie von Clofibrat[1] (1,5–2 g pro Tag) und Nikotinsäure[2] (4 g pro Tag) bzw. β-Pyridylcarbinol[3] (0,9 g pro Tag) zu erwarten. Schließlich wird bei Patienten mit Hyper-prä-β-Lipoproteinämie und Nüchtern-Hyperglykämie die Gabe oraler Antidiabetika empfohlen, da durch diese Behandlung ein Abfall sowohl des Blutzuckers als auch der Triglyceride erreicht werden kann. Die Kombination von blutzucker- und lipidsenkenden Medikamenten ist jedoch nur selten notwendig.

---

1 Regelan, Atherolip, Atheropront, Skleromexe
2 Niconacid
3 Ronicol retard

Literatur

1. FREDRICKSON, D. S., LEES, R. S.: Familial Hyperlipoproteinemia. In STANBURY, J. B. WYNGAARDEN, J. B., FREDRICKSON, D. S. (Eds.), The Metabolic Basis of Inherited Diseases (2d ed.). New York, Blakiston Div., McGraw-Hill 1966, p. 429.
2. Fredrickson, D. S., LEVY, R. I., JONES, EDITH, BONNELL, MERME, ERNST, NANCY: Dietary management of hyperlipoproteinemia. Nat. Heart and Lung Inst., Bethesda, Maryland, USA, 1970.

10. Familiäre Hyperlipoproteinämie vom Typ V

Die Typ V-Hyperlipoproteinämie [1] wird durch die folgende Dyslipoproteinämie im 12–16 Stunden Nüchternplasma charakterisiert: (1) Hyperchylomikronämie; (2) erhebliche Hyper-prä-β-Lipoproteinämie (im Gegensatz zu der leichten, wenn überhaupt vorhandenen Erhöhung der prä-β-LP bei der Typ I-Hyperlipoproteinämie) und erhöhte albumingebundene Freie Fettsäuren im Serum; (3) Hypo-β-Lipoproteinämie und (4) Hypo-α-Lipoproteinämie.

Alle Serumlipidfraktionen sind vermehrt, und zwar mit einer dysproportionalen Erhöhung bei den Serumtriglyceriden, wobei die Triglyceride die Hauptkomponente sowohl der Chylomikronen als auch der prä-β-LP ausmachen. Das Serum ist milchig (lipämisch); bleibt es über Nacht im Eisschrank stehen, so setzen sich die Chylomikronen als Cremeschicht auf der Serumprobe ab; der untere Anteil bleibt entweder lipämisch oder leicht getrübt, je nach Ausmaß der Hyper-prä-β-Lipoproteinämie. Eine Identifizierung der Chylomikronen und prä-β-LP ist durch die Elektrophorese leicht möglich, ebenso wie durch Polyvinylpyrrolidon-Gradienten und präparative Ultrazentriguation.

Die Typ V-Hyperlipoproteinämie kann sowohl mit einem schlecht kontrollierten Diabetes mellitus, einer Pankreatitis, Alkoholismus und exzessiven Steroidspiegeln einhergehen, wie im Kapitel 5 besprochen, als auch familiär sein (primär oder essentiell). Der Rest dieses Kapitels handelt im wesentlichen von der familiären Hyperlipoproteinämie vom Typ V.

Definition und Synonyme

Die familiäre Hyperlipoproteinämie vom Typ V [1] gehört zu den seltener auftretenden Dyslipoproteinämien und ist im allgemeinen charakterisiert durch rezidivierende Anfälle von Abdominalbeschwerden mit oder ohne Pankreatitis, durch Hepatosplenomegalie, Adipositas, lipämisches Serum und gelegentlich durch eruptive Xanthome. Dieses Krankheitsbild ist auch unter der Bezeichnung essentielle familiäre Hyperlipämie, gemischte Hyperlipämie, kombinierte fett- und kohlenhydratinduzierte Hypertriglyceridämie, exogene und endogene Hyperlipämie und familiäre Hyperchylomikronämie mit Hyper-prä-β-Lipoproteinämie bekannt.

Genetische Aspekte

Der Vererbungsmodus der familiären Hyperlipoproteinämie vom Typ V ist unbekannt. Patienten mit dieser Erkrankung haben häufig eine Kohlenhydratintoleranz, und bei ihren Verwandten kann sich entweder ein Diabetes mellitus oder eine Hyperlipoproteinämie vom Typ IV finden. So hat zum Beispiel die Patientin A. J. S. (Abb. 10-1), über die wir später noch berichten werden, in der Familienanamnese einen Diabetes, ihre Tochter (D. S.) hat eine Typ IV-Hyperlipoproteinämie. lls eine mögliche Erklärung wurde vermutet [1], daß die Typen IV und V die hetero- bzw. die homozygote Form einer identischen Genmutante darstellen. Wäre das jedoch der Fall, müßten die Nachkommen der Patienten mit Typ V alle eine Hyperlipoproteinämie vom Typ IV haben. Tatsache ist jedoch, daß die Nachkommen von Patienten mit Typ V normale Serumlipidwerte aufweisen [1].

Eine andere Möglichkeit ist, daß die Typ V-Hyperlipoproteinämie eine Kombination der Typen I und IV darstellt. Wäre das der Fall, müßte man theoretisch bei den Kindern eines Typ V-Patienten entweder eine Typ IV- oder eine Typ I (heterozygote)-Hyperlipoproteinämie erwarten. Zweifellos werden weitere Familienuntersuchungen zur Aufklärung des Erbganges bei diesem Krankheitsbild beitragen.

Biochemische Störungen

Die Typ V-Hyperlipoproteinämie ist offenbar die Folge sowohl einer gesteigerten Triglyceridsynthese und vermehrten prä-β-LP-Freisetzung aus der Leber, als auch einer relativen oder absoluten Abbaustörung der Chylomikronen und prä-β-LP, die bei einigen wenigen Patienten augenscheinlich auf eine herabgesetzte Lipoproteinlipase-Aktivität zurückzuführen ist.

Die vermehrte hepatische Lipogenese ist wahrscheinlich zum Teil sekundär auf eine gesteigerte FFS-Freisetzung aus dem Fettgewebe zurückzuführen, wofür die erhöhten Plasma-FFS-Spiegel sprechen (s. Abb. 4-3). Obwohl bei der familiären Hyperlipoproteinämie vom Typ V die Glucosetoleranz oft pathologisch ist, kann sie auch normal ausfallen, was vermuten läßt, daß die Lipidstörung der Kohlenhydratstörung vorausgeht. Die Mechanismen, die zu einer Kohlenhydratintoleranz und Hyper-prä-β-Lipoproteinämie bei Patienten mit einer gesteigerten FFS-Freisetzung aus dem Fettgewebe führen, haben wir in Kapitel 4 zusammenfassend besprochen.

Als weitere mögliche biochemische Defekte wären ein gestörter Transport der großen Lipoproteinmoleküle durch die Kapillar- oder Zellwände oder beides ebenso denkbar wie eine partielle Hemmung der Lipoproteinlipase.

Klinische Symptome

Die familiäre Typ V-Hyperlipoproteinämie manifestiert sich klinisch im frühen Erwachsenenalter, wobei die Hauptbeschwerden in anfallartig auftretenden Abdominalkoliken bestehen (wie bei der Hyperlipoproteinämie vom Typ I). Die Anfälle können mit Anorexie, Übelkeit, Fieber und Leukocytose einhergehen. Abdominalschmerzen und Druckempfindlichkeit betreffen vorwiegend die obere Abdomenhälfte, besonders das Epigastrium, was an eine Pankreatitis denken läßt. Leber und Milz können vergrößert und druckempfindlich sein, und bei schwerer Hyperlipoproteinämie können sich vorübergehend eine Lipämia retinalis und eruptive Xanthome entwickeln. Wegen der häufig auftretenden Abdominalkoliken werden die Patienten unvermeidlich einmal vergebens laparotomiert. Manchmal findet der Chirurg dabei einen milchigen Aszites oder eine vergrößerte Fettleber, die dann biopsiert wird. Aufgrund dieser Befunde wird dann schließlich die richtige Diagnose gestellt.

Die Ursache für die Abdominalbeschwerden ist nicht völlig geklärt, sie steht jedoch in Beziehung zu dem raschen Anstieg der Chylomikronen und prä-β-LP. Letztere werden von Leber und Milz aufgenommen, wodurch es zu einer Hepatosplenomegalie kommt; sie können auch einen Pankreatitisschub auslösen, wie aus den nachfolgenden Berichten zweier Fälle deutlich wird. Es ist außerordentlich wichtig, daran zu denken, daß sich eine leichte Azotämie oder ein akutes Nierenversagen unmittelbar im Anschluß an einen Anfall von „hyperlipoproteinämie-induzierter" Pankreatitis entwickeln kann; das wird in der Schilderung des zweiten Falles (N. M.) deutlich.

Außer vorübergehend auftretenden eruptiven Xanthomen kommt es bei diesem Krankheitsbild offenbar nicht zum Auftreten anderer Xanthomformen (plane, tuberöse und tendinöse).

Die nur in beschränktem Umfang zu Verfügung stehenden Daten lassen vermuten, daß Patienten mit einer Typ V-Hyperlipoproteinämie zu atherosklerotischen Veränderungen der Coronarien und der peripheren Arterien neigen. Solche Patienten sind fast immer adipös und haben eine Kohlenhydratintoleranz oder Nüchternhypoglykämie. Im Gegensatz zu Patienten mit genetisch bedingtem Diabetes scheint sich jedoch bei diesen Patienten keine diabetische Retinopathie, Nephropathie, Neuropathie, Enteropathie, trophische Hautveränderungen oder Gangren auszubilden. Mit anderen Worten ist die Mikroangiopathie offensichtlich kein Charakteristikum der familiären Hyperlipoproteinämie vom Typ V.

Fallberichte

Anhand der beiden folgenden Fälle werden wichtige klinische Manifestationen der Typ V-Hyperlipoproteinämie illustriert.

Fall 1. Die 1932 geborene Patientin A. J. S. klagte seit dem 22. Lebensjahr über fast monatlich auftretende Anfälle von Abdominalschmerzen. Zeitweise gingen diese Anfälle mit Anorexie, Übelkeit und Erbrechen einher. Abdominalschmerzen und Druckempfindlichkeit beginnen im mittleren Epigastrium, können dann in den Rücken ausstrahlen und werden zuletzt generalisiert angegeben. Die Patientin hatte nie eruptive oder andere Xanthome. Die vor 12 Jahren durchgeführte Cholecystektomie brachte keine Erleichterung der Beschwerden; zu diesem Zeitpunkt wurde erstmals eine Hepatomegalie festgestellt. Erst 1965 wurde eine Hyperlipidämie diagnostiziert. Die Patientin hat keine Herz- oder Gefäßkrankheiten in ihrer Anamnese.

Unter Normalkost fanden sich im 16-Stunden-Nüchternserum der Patientin hohe Konzentrationen von Triglyceriden, Chylomikronen und prä-β-LP; α-LP und β-LP waren im Vergleich zu einer gesunden weiblichen Kontrollperson vermindert (Abb. 10-1).

Nach siebentägiger Gabe einer Formeldiät mit mittelkettigen Triglyceriden verschwanden aus dem Plasma der Patientin zwar die Chylomikronen, jedoch nicht die prä-β-LP; die Serumtriglyceridwerte waren gesunken (Abb. 10-1).

Durch intravenöse Injektion von 50 mg Natriumheparin wurde eine beachtliche Lipoproteinlipase-Aktivität indirekt nachgewiesen. Die Plasma-FFS stiegen von 853 µval/l vor der Injektion auf 1758 µval/l 30 Minuten nach Heparingabe; die Plasmatriglyceride sanken im gleichen Zeitraum von 970 mg% auf 826 mg%.

Ebenso wie das Blutbild ergaben die Untersuchungen des Endokriniums, der Leber, der Nieren und des Herzens normale Ergebnisse. Die in dem Zeitraum von 1965 bis 1967 dreimal durchgeführte orale Glucosebelastung zeigte ebenso normale Ergebnisse wie die Bestimmung der Serumharnsäure. Röntgenologisch waren keine Verkalkungen im Pankreasbereich nachweisbar. Auch die exokrine Pankreasfunktion war bei der Untersuchung des Duodenalsaftes (Saftstrom, pH und tryptische Aktivität) vor und nach einer Testmahlzeit normal. Serumamylase- und Lipasespiegel waren ebenfalls nicht verändert, wenn die Patientin keine Symptome bot.

Familienanamnese. Der Vater der Patientin starb mit 38 Jahren an Pneumonie. Die 69jährige Mutter und ein 32 Jahre alter Bruder sind Diabetiker. Eine 45jährige Schwester und ein 37jähriger Bruder sind gesund. Die Todesursache von 5 anderen, bereits in der Kindheit verstorbenen Geschwistern ist unbekannt. Die Patientin hat nur eine 13jährige Tochter, deren Serumtriglyceridwerte und Lipoproteinmuster leicht pathologisch sind (Abb. 10-1), die aber, im

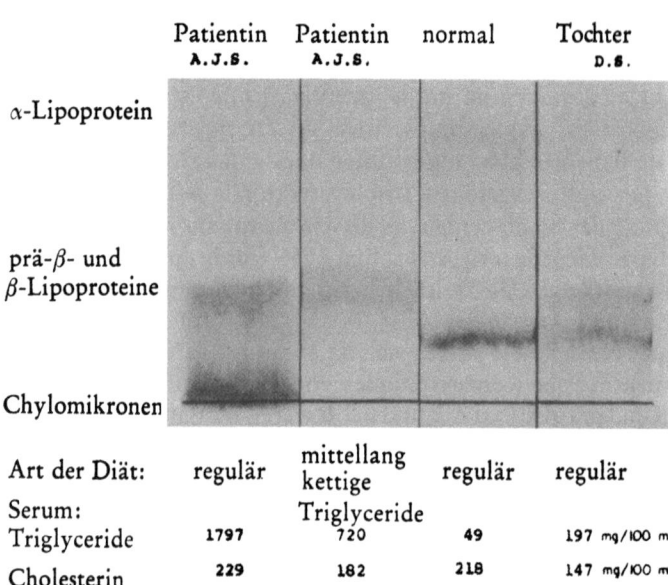

Abb. 10-1. Plasmalipide und Lipoproteinmuster in der Papierelektrophorese bei Fall 1 (A.J.S.) während zwei verschiedener Ernährungsperioden und vergleichbare Werte bei einer normalen weiblichen Kontrollperson und der Tochter der Patientin (D. S.), die beide normal ernährt wurden

Gegensatz zur Mutter, eine Typ IV-Hyperlipoproteinämie zeigt; im Vergleich zu einem normalen Kontrollserum findet sich eine ausgeprägte prä-β-LP-Bande bei verminderten α-LP und β-LP.

Krankheitsverlauf. Zur besseren Beobachtung einer Abdominalkolik wurde die Patientin stationär aufgenommen, nachdem sie zuvor drei Tage eine klarflüssige Diät zu sich genommen hatte. Der stationäre Verlauf ist in Abb. 10-2 zusammengefaßt. Bei der Aufnahme waren die Serumlipide niedrig und alle Laboratoriumsuntersuchungen normal. Unter gewöhnlicher Krankenhauskost stiegen die Serumtriglyceride und, in geringerem Maße, auch das Cholesterin stetig an. Nachdem die Serumtriglyceride Werte von mehr als 2000 mg% erreicht hatten, klagte die Patientin über Übelkeit, Abdominalschmerzen und Druckempfindlichkeit im Abdomen, wobei sich gleichzeitig die chemischen Befunde einer Pankreatitis fanden. Weiterhin bestand eine Leukocytose mit Neutrophilie.

Bei gleichzeitigem Nahrungsentzug erhielt die Patientin 75 mg Heparin intravenös. Innerhalb von 24 Stunden verschwanden die Symptome, die Serumlipide sanken ab, die Serumamylase normalisierte sich, und die Patientin konnte aus der Klinik entlassen wer-

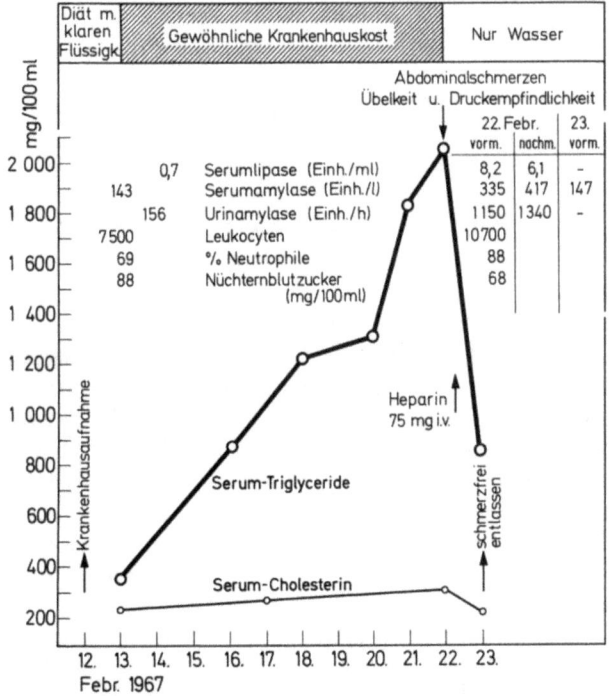

Abb. 10-2. Synopsis des Klinikaufenthaltes von Fall 1 (A. J. S.), die die Wirkung einer normalen Diät auf die Serumtriglyceride und das Cholesterin sowie die Veränderungen der Serumlipase und -amylase, der Amylase im Urin und der Leukocyten während Abdominalkoliken zeigt.

den. Seit ihrer Entlassung hat die Patientin weniger Abdominalkoliken bei einer Kost, die hinsichtlich ihrer Gesamtkalorienzahl und ihres Kohlenhydratgehaltes eingeschränkt ist, und die neben kleinen Mengen normalen Fettes mittelkettige Triglyceride enthält.

Fall 2. Die 1913 geborene alleinstehende Patientin N. M. klagte über rezidivierende Abdominalkoliken seit dem 20. Lebensjahr. Die zu verschiedenen Zeitpunkten durchgeführte Appendektomie, Cholecystektomie und Hysterektomie brachte keine Erleichterung der Beschwerden. Die Patientin war immer übergewichtig, und seit 1948 ist eine Hyperglykämie bekannt. Jahrelang wurde sie mit Diät, Insulin und oralen Antidiabetika behandelt; die Patientin hielt sich jedoch immer nur für wenige Monate an die ärztlichen Anweisungen.

Krankheitsverlauf. Von September bis Dezember 1966 wurde die Patientin mit Diabetikerdiät und 40 Einheiten Lente-Insulin behandelt, wobei die Serumlipide mäßig eingestellt waren (Abb. 10-3). Die Patientin brach von sich aus die Behandlung im Januar 1967 ab, worauf die Lipide anstiegen. Am 3. April 1967 trat die bis dahin schwerste Abdominalkolik auf, die am darauffolgenden Tage zur stationären Einweisung in akutem Zustand führte. Zum Zeitpunkt der Aufnahme fanden sich Übelkeit, spontane und reflektorische Abwehrspannung im Abdomen, Hepatosplenomegalie, Blutzuckererhöhung, Lipämia retinalis und extrem erhöhte Serumlipide, sowie in der Papierelektrophorese eine Typ V-Hyperlipoproteinämie. Die entsprechenden Laborwerte und der klinische Verlauf sind in Abb. 10-3 dargestellt. Zwei Tage nach Einsetzen der Abdominalbeschwerden sprachen die Laboratoriumsbefunde für eine Pankreatitis, an die sich unmittelbar ein akutes Nierenversagen anschloß. Zu keinem Zeitpunkt war die Patientin hypoton oder ketoacidotisch. Durch die Behandlung mit Absaugen über eine Nasensonde, intravenöser Flüssigkeitszufuhr und Insulingabe kam es zu einer vollständigen Remission. Seit ihrer Krankenhausentlassung Ende Mai 1967 ist die Patientin bemüht, die Therapieanweisungen sorgfältig zu befolgen. Dazu gehören eine kalorien-, kohlenhydrat- und fettarme Diät, 20 Einheiten Insulin pro Tag sowie 1,5 g Clofibrat täglich. Seit ungefähr einem Jahr geht es der Patientin gut.

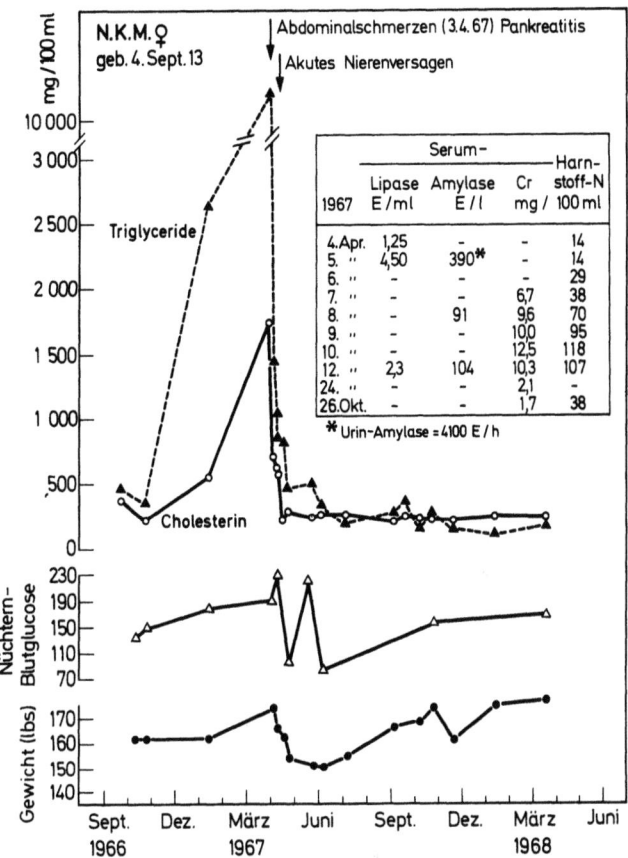

Abb. 10-3. Synopsis des Klinikaufenthaltes bei N. M. (Fall 2), bei der sich eine ausgeprägte Hyperlipoproteinämie entwickelte, in deren Anschluß es zu schweren Abdominalbeschwerden, Pankreatitis und akutem Nierenversagen kam. Die Patientin war adipös und hatte eine Nüchternhyperglykämie, zeigte jedoch nie eine Ketose; Cr = Kreatinin

Familienanamnese. Bemerkenswert ist die Familienanamnese der Patientin. Ihr Vater hatte einen Diabetes und starb im Alter von 81 Jahren an einem Herzanfall. Die mit 61 Jahren am Schlaganfall verstorbene Mutter war Diabetikerin und Hypertonikerin. Eine Schwester und ein Bruder sind ebenfalls Diabetiker, wobei der Bruder bereits einen Schlaganfall erlitten hat. Ein weiterer Bruder starb an einem Herzanfall mit etwa 40 Jahren.

Diagnose

Für eine Typ V-Hyperlipoproteinämie spricht eine abnorme Erhöhung der Triglyceride und des Cholesterins im Nüchternserum, die auf eine Vermehrung der Chylomikronen und prä-β-LP zurückzuführen ist. Zur Verifizierung einer familiären Hyperlipoproteinämie ist eine entsprechende Untersuchung der nahen Verwandten notwendig. Um eine sekundäre Dyslipoproteinämie auszuschließen, sollte nach Pankreatitis, Alkoholismus und schlecht eingestelltem Diabetes mellitus gesucht werden. Dabei kann es jedoch recht schwierig sein, als Primärerkrankung einen genetisch bedingten Diabetes zu diagnostizieren, da sich bei der familiären Hyperlipoproteinämie vom Typ V gewöhnlich eine Kohlenhydratintoleranz findet.

Die Postheparin-Lipoproteinlipase-Aktivität ist entweder normal oder vermindert. Pankreas-Lipase und -Amylase im Serum sowie die Amylase im Urin können während akuter Abdominalanfälle pathologisch sein. Auch Serum-Kreatinin und Harnstoff-N können erhöht und die Diurese kann im Anschluß an eine Pankreatitis vermehrt sein. Bei den Serumelektrolyten können aufgrund des Verdünnungseffektes mit den „cremigen" Chylomikronen niedrige Werte gemessen werden. Bei allen Patienten mit akuten Abdominalsymptomen ist es außerordentlich wichtig, nach einer Lipämia retinalis und einem „cremigen" Serum zu suchen. Ihr Vorhandensein läßt vermuten, daß die Abdominalkrise durch eine Hyperlipoproteinämie bedingt ist. Fehlen diese Hinweiszeichen dagegen, so ist eine Hyperlipoproteinämie als Ursache für die Abdominalkritik auszuschließen.

Durch die Thorax-Röntgenuntersuchung lassen sich Verkalkungen der Aorta, ein elongiertes Aortengefäßband und ein vergrößertes Herz diagnostizieren, und im Elektrokardiogramm können sich ischämische Myokardveränderungen nachweisen lassen, die auf eine Coronarsklerose hinweisen. Eine Hyperurikämie kann vorhanden sein, führt allerdings selten zu Symptomen.

Behandlung

Die Behandlung der Patienten mit Typ V-Hyperlipoproteinämie sollte zunächst auf die gegenwärtigen Beschwerden ausgerichtet sein, sodann auf die Langzeitbehandlung des Patienten und schließlich eine Untersuchung der unmittelbaren Verwandten des Patienten umfassen.

Behandlung der gegenwärtigen Beschwerden

Abdominalschmerzen mit oder ohne Pankreatitis sprechen gut an auf Null-Diät, gegebenenfalls auf Intubation und Absaugung, um die Abdominalspannung und den Ileus zu beheben; eine milde Sedierung kann angezeigt sein. Infolge der *Null-Diät* unterbleibt die Bildung von Chylomikronen, so daß ihre Serumkonzentration mit der Zeit abnimmt. Um die endogene Triglyceridsynthese zu vermindern, sollte die intravenöse Glucosezufuhr auf 50–100 g pro Tag beschränkt werden. Zusätzlich läßt sich durch eine intravenöse Dauerinfusion von ungefähr 2 Einheiten Insulin pro Stunde (cave Hypoglykämie!) die FFS-Freisetzung aus dem Fettgewebe hemmen und damit sekundär eine Verminderung der für die Triglyceridsynthese in der Leber zur Verfügung stehenden FFS herbeiführen. Als Folge davon nimmt die Bildung von prä-β-LP ab.

Schließlich läßt sich die Klärung sowohl der Chylomikronen als auch der prä-β-LP durch die parenterale Gabe von Heparin oder Essentiellen Phospholipiden beschleunigen.

Essentielle Phospholipide [3]. Durch Injektion dieser aus Soja-Bohnen-Extrakt hergestellten Substanz läßt sich in vielen Fällen eine bestehende Hyperlipidämie bessern (750 mg iv/pro Tag). Die Wirkung tritt rasch ein. Über den Erfolg einer oralen Behandlung gehen die Ansichten auseinander. Nebenwirkungen sind nicht beschrieben.

Heparin [4]. Heparin stimuliert die Lipoproteinlipase-Aktivität im Serum, wodurch die lipoproteingebundenen Triglyceride gespalten werden (Kläreffekt). Wenn auch zur Dauerbehandlung Heparin-Injektionen ungeeignet sind, lassen sich extreme Hypertriglyceridämien mit 5000 Einheiten Heparin i. v. alle 8 Stunden rasch beseitigen. Vorsicht ist jedoch besonders bei Vorliegen einer hämorrhagischen Pankreatitis geboten.

Sind die Abdominalsymptome und die Hyperlipoproteinämie verschwunden, erhält der Patient für wenige Tage eine klare flüssige Kost und wird dann auf eine spezifische Diät gesetzt, die wir später beschreiben werden.

Langzeitbehandlung

Zu den allgemeinen Richtlinien gehören die Aufrechterhaltung eines annähernd „idealen" Körpergewichtes, das Vermeiden von Alkohol und regelmäßige körperliche Belastung.

Von größtem Nutzen ist eine Aufklärung des Patienten über den Charakter seiner Erkrankung und die Rezidivgefahr der Abdominalkoliken. Der Patient lernt bald, große Mahlzeiten zu vermeiden und ißt überhaupt nichts mehr bei den ersten Anzeichen von Abdominalbeschwerden. Die Hyperlipoproteinämie kann sich während der Schwangerschaft oder nach der Gabe von Steroiden, wie z. B. Ovulationshemmern oder Corticosteroiden, verschlechtern. Im Vordergrund der Behandlung auch dieser Hyperlipoproteinämie-Form steht das Erreichen und Aufrechterhalten des „idealen" Körpergewichts. Die Fettzufuhr ist mit 30 Kalorien-Prozent anzusetzen, sollte also nicht mehr als etwa 1,2 g/kg Körpergewicht betragen, wobei der Cholesteringehalt mit 300 bis 500 mg pro Tag zu veranschlagen ist. Die obere Grenze für den Kohlenhydrat-Anteil liegt bei 5 g/kg Körpergewicht, also etwa 50 % der Gesamtkalorien [2]. Um die Chylomikronenbildung zu vermindern, können anstelle des normalen Nahrungsfettes mittelkettige Triglyceride (z. B. Ceres-Streichfett) in der Diät verabreicht werden.

Läßt sich mit der diätetischen Behandlung allein die Hyperlipoproteinämie nicht unter Kontrolle bringen, können verschiedene Medikamente versucht werden (z. B. Clofibrat, Nikotinsäure, D-Thyroxin). Bei Patienten mit Hyperglykämie sind unter Umständen orale Antidiabetika von Nutzen, Insulin übertrifft sie jedoch an Wirkung. Gelegentlich läßt sich eine solche Hyperlipoproteinämie auch gut durch die Kombination kleiner Insulindosen mit Clofibrat unter Kontrolle bringen (s. Fall 2). Die Langzeitbehandlung mit parenteralen Heparingaben ist zwar, vom theoretischen Standpunkt aus, möglich, jedoch unbequem, teuer und nicht ungefährlich. Der Patient sollte angehalten werden, seine Eltern, Geschwister und Kinder auf das Vorliegen einer Hyperlipidämie untersuchen und gegebenfalls behandeln zu lassen.

Literatur

1. FREDRICKSON, D. S., LEES, R. S.: Familial Hyperlipoproteinemia. In STANBURY, J. B., WYNGAARDEN, J. B., FREDRICKSON, D. S. (Eds.), The Metabolic Basis of Inherited Diseases (2d ed.). New York: Blakiston Div., McGraw-Hill 1966, p. 429.
2. LEVY, R. I., JONES, EDITH, BONNELL, MERME, ERNST, NANCY: Dietary management of hyperlipoproteinemia. Nat. Heart and Lung Inst., Bethesda, Maryland, USA, 1970.
3. SCHETTLER, F. G.: Surfaceactive substances. Atherosklerosis. Eld. F. G. SCHETTLER and G. S. BOYD. Amsterdam – London – New York: Elsevier Publishing Company, 1969, p. 883.
4. CRONHEIM, G. E.: Heparin, Heparinoids, and the clearing factor. Lipid Pharmacology. Ed. R. PAOLETTI. New York – London: Academic Press, 1964, p. 381.

11. Zusammenfassung: Hyperlipoproteinämie-Syndrome

Die vorangegangenen Seiten enthalten einen Abriß der biochemischen Störungen und vielgestaltigen klinischen Manifestationsformen, die mit den verschiedenen Hyperlipoproteinämie-Syndromen sowohl sekundär wie primär (familiär) einhergehen.

Die Grundlage zum Verständnis einer Hyperlipoproteinämie (Hyperlipidämie) ist die Tatsache, daß die Serumlipide als solche wasserunlöslich und deshalb an spezifische „Protein-Vehikel" (Apolipoproteine) gebunden sind, wodurch sich wasserlösliche Lipoproteine bilden. Erhöhte Serumcholesterin-, Phospholid- oder Triglyceridspiegel kennzeichnen eine Hyperlipoproteinämie, besagen jedoch nicht, welche Serumlipoproteine verändert sind. Eine Analyse der Serumlipoproteine läßt sich mit relativ einfachen Techniken, wie zum Beispiel der Lipoproteinelektrophorese auf Papier, Agargel und Zelluloseacetatfolie erreichen.

Die Serumlipoproteinfraktionen, die zur Zeit als physiologisch und klinisch bedeutsam angesehen werden, sind in Abb. 11-1 zu-

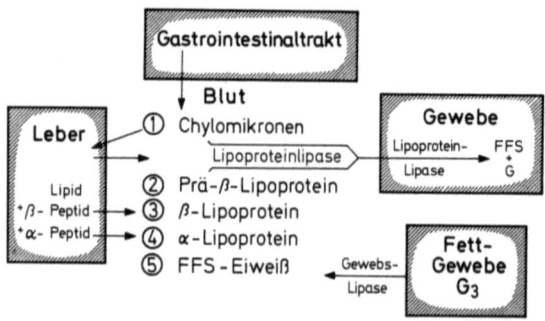

Abb. 11-1. Lipoproteine im Blut und ihre Herkunft
G = Glyceride; G_3 = Triglyceride

sammengestellt. Die Chylomikronen stammen aus Nahrungsfetten mit langkettigen Fettsäuren. Kurz- und mittelkettige Fettsäuren bilden keine Chylomikronen. Bis auf die FFS, die im wesentlichen aus dem Fettgewebe kommen, sind die prä-β-LP,-β-LP und α LP wahrscheinlich hepatischen Ursprungs.

Im normalen 12-Stunden-Nüchternplasma finden sich β-LP, α-LP und FFS (in der Reihenfolge ihrer Konzentrationsabnahme), wobei sich nur die beiden ersten in der Elektrophorese nachweisen lassen. Das Vorhandensein von Chylomikronen einerseits oder prä-β-LP andererseits in Konzentrationen, die die Serum-Triglyceridspiegel über 150 mg % ansteigen lassen, wird im Nüchternzustand als abnorm angesehen.

Sowohl Chylomikronen wie prä-β-LP sind reich an Triglyceriden, die von einem heparinempfindlichen Enzym, der Lipoproteinlipase, hydrolysiert werden. Im Gegensatz dazu sind die β-LP cholesterinreich. Eine Hyperchylomikronämie kommt im allgemeinen durch einen verminderten Abbau („Klärung") der Chylomikronen aufgrund einer Lipoproteinlipasehemmung zustande.

Die Hyper-prä-β-Lipoproteinämie ist häufig auf eine gesteigerte hepatische Lipogenese zurückzuführen; sie geht gewöhnlich mit einer vermehrten FFS-Freisetzung aus dem Fettgewebe und einer Kohlenhydratintoleranz einher. Gelegentlich kann eine Hyper-prä-β-Lipoproteinämie auch durch eine Hemmung der Lipoproteinlipase-Aktivität bedingt sein. Die Hyper-β-Lipoproteinämie resultiert entweder aus einer gesteigerten β-LP-Bildung oder aus einem verminderten Abbau, während die Hyper-α-Lipoproteinämie nur bei cholostatischen Lebererkrankungen auftritt.

Die Diagnose einer familiären (oder primären) Hyperlipoproteinämie wird im allgemeinen dann gestellt, wenn alle sekundären Hyperlipoproteinämien ausgeschlossen worden sind, die bei Stoffwechsel- und endokrinen Erkrankungen ebenso vorkommen können wie bei Erkrankungen von Leber, Pankreas und Niere. Bei der Suche nach der Hyperlipoproteinämie-Ursache ist besonderer Wert auf die Ernährung des Patienten, das Ausmaß des Stress und die laufende Medikation zu legen. Hat sich eine sekundäre Ursache für die Hyperlipoproteinämie nachweisen lassen, sollte eine geeignete Kausaltherapie durchgeführt werden.

Im Laufe dieser Abhandlung wurden fünf Typen oder Syndrome von familiärer Hyperlipoproteinämie beschrieben, die jeweils mit den römischen Zahlen I bis V gekennzeichnet sind (Abb.

Typ der Hyperlipoproteinämie	S-Lipoproteinmuster (normal: Chylomikronen, β-Lipoprotein, Präβ-Lipoprotein, α-Lipoprotein)	Serum/Lipid-Konzentration Triglyceride	Serum/Lipid-Konzentration Cholesterin	Serum/Lipid-Konzentration Phospholipide	Serum/Lipid-Konzentration FFS	gewöhnliches Alter bei der Entdeckung	Arcus lipoides	Xanthome: eruptiv, tuberös, tendinös	Abdominal-befunde Schmerzen, Pankreatitis, Hepatospleno-megalie	Atherosklerose und Kompli-kationen Apoplex-Infarkt, Angina pect., Periphere Okklusion	Diabetes mellitus bei Patient und Familie	Hyperurikämie bei Patient und Familie	Lipoproteinlipase-Aktivität	spezifische Behandlung diätetisch (30cal/kg)	spezifische Behandlung Medikamente
I		↑	↑	↑	n→	Kindheit		+	+ ± +				Heparin-Test+	<15%ige Fettdiät oder Diät m. mittel-kettig.Triglyceriden	nicht erforderlich
II		n od ↑	↑	↑	n od ↑	Jugend	+ +	+ +		+	±			<25%ige Fettdiät (50–75% ungesätt.)	Cholestyramin, Nikotinsäure, D-Thyroxin
III		↑	↑	n	n	Erwachsenenalter	± ±	± + +	±	+	+	±		40%Kohlenhydrate, 40%Fett(ungesätt.) 20%Eiweiß	Clofibrat, Nikotinsäure
IV		↑	n od.↑	n od.↑	n od.↑	Erwachsenenalter		±	± ± +	+	+	+		dasselbe	dasselbe
V		↑	↑	↑	n od.↑	Erwachsenenalter		+	± ± +	±	+	+	n oder ↑	ausgewogene oder fettarme Diät, selten kohlen-hydratarm	dasselbe ± Insulin

Abb. 11-2. Zusammenfassung der fünf z. Z. bekannten Typen von familiärer Hyperlipoproteinämie, ihre klinischen Befunde und ihre Behandlung

11-2). Die Syndrome lassen sich voneinander durch eine charakteristische Störung im Serumlipoproteinmuster unterscheiden, was mit Hilfe der Elektrophorese in einem albuminhaltigen Puffer möglich ist. Darüber hinaus differieren sie auch in ihrer klinischen Symptomatik, und auch die Behandlung variiert mit dem jeweiligen Typ der Hyperlipoproteinämie. Im Idealfall zielt eine Hyperlipoprotein-Behandlung auf eine Verhütung ihrer Komplikationen ab, seien diese nun Anfälle von Abdominalkoliken, Xanthome oder Atherome. Abdominalschmerzen und eruptive Xanthome gehen mit einer ausgeprägten Hyper-Chylomikronämie, Hyper-prä-β-Lipoproteinämie oder beidem einher. Plane, tuberöse und Sehnen-Xanthome finden sich bei erhöhten β-LP oder α-LP-Spiegeln. Die Atherosklerose stellt die gefährlichste Komplikation dar, insbesondere dann, wenn sie bis zu dem Punkt fortschreitet, wo sie klinisch unter dem Bild von Durchblutungsstörungen manifest wird. Jugendliche und besonders Verwandte von Patienten mit familiärer Hyperlipoproteinämie sollte man intensiv auf Anzeichen von Hyperlipoproteinämie hin untersuchen. Die Behandlung wird am besten schon eingeleitet, bevor sich die Atherosklerose manifestiert. Es ist einfacher und auch logischer, eine fortgeschrittene Atherosklerose zu verhindern, als den Versuch zu machen, fortgeschrittene Atherome zu behandeln, was häufig eine nutzlose Anstrengung bedeutet, da die Schädigung der Arterienwand, wie beispielsweise die Verkalkung, irreversibel ist.

Bei Vorliegen atherosklerotischer Gefäßerkrankungen — im Bereich der Coronarien und der Cerebralarterien die häufigste To-

Tabelle 11-1. *Prozentuale Fettsäurenzusammensetzung.* (Nach LANG, K.: Biochemie der Ernährung. Darmstadt; Verlag Steinkopff, 1970, S. 69)

Fettart	gesättigt	einfach ungesättigt	zweifach ungesättigt	höher ungesättigt
Safloröl	5—10	15—26	70—78	7
Butter	56—70	20—30	2—4	0
Schmalz	30—40	45—55	5—15	0
Kokosfett	80—85	7—10	2—8	0
Olivenöl	9—11	84—86	4—7	1
Erdnußöl	17—18	50—68	22—28	0
Maisöl	10—13	23—30	56—60	1
Sojaöl	12—14	22—25	50—55	7
Rotbarschöl	20—29	45—60	3—7	21—29

desursache in den Zivilisationsländern — ist alle Veranlassung gegeben, alle therapeutisch beeinflußbaren ätiologischen Faktoren in der Pathogenese der Atherosklerose herauszufinden. Die Hyperlipoproteinämie stellt einen dieser Faktoren dar, der in den meisten Fällen durch die vorhandenen Therapiemöglichkeiten korrigierbar ist.

Sachverzeichnis

Abdominalbeschwerden bei
Hyperlipoproteinämie
—, Typ I 42—44
—, Typ IV 78
—, Typ V 87—88
Acetatfolien-Elektrophorese 7,
40
ACTH 32
Adipositas und Hyperlipoproteinämie 30
Typ V 88
Agargel-Elektrophorese 40
Albumin
—, Dysproteinämie und 29
—, FFS und Freie Fettsäuren
(FFS)
Albuminurie (Proteinurie) 20, 27
Alkohol
Hyperlipoproteinämie aufgrund von 37
Vermeidung von, Hyperlipoproteinämie und Pankreatitis
34—35
Alpha-Lipoproteine (α-LP) 1, 12
— Charakteristika von 9
Amylo-1,6-Glucosidase 28
Amyloidose als Ursache von
Hyperlipoproteinämie 31
Analbuminämie 20, 29
Angina pectoris 56
— Hyperlipoproteinämie Typ IV
und 80, 81
— Hyperlipoproteinämie Typ IV
79
Angiographie, Coronarien und
Hyperlipoproteinämie Typ IV
81
Anorexie
— Hyperlipoproteinämie Typ I
und 43

Anorexia
— nervosa als Hyperlipoproteinämie-Ursache 31
Anticoagulantien potenziert
durch Clofibrat 73
Aortenverschluß, abdominal 56
Apolipoprotein 1, 7, 13
—, B, gesteigerte Bildung und
Hyperlipoproteinämie Typ II
53
—, Konzentrationsanstieg und
Hyperlipoproteinämie 20
—, Verminderte Bildung von und
Hypolipoproteinämie 19
Arcus lipoides 58
Arginin 77
Arterien
arterielle Durchblutungsstörungen und Hyperlipoproteinämie Typ III 74
Coronarien, Lipidablagerungen an 56
Lipidablagerungen in 56
Nieren, Lipidablagerungen in
58
— — Verschluß 57
Zentralnervensystem (ZNS)
Arteriographie, Nieren, und
Hyperlipoproteinämie Typ IV
81
Ascites, chylös, Chylomicronenbildung herabgesetzt in 10
Atherolip® s. Clofibrat
Atheropront® s. Clofibrat
Atherome 56
— in Aorta und peripheren
Arterien 56
Atherosklerose 56
— Hyperlipoproteinämie und
Typ III 71, 74

Atherosklerose Typ IV und
  Durchblutungsstörungen 78
— Typ V 88
Äthionin 20
Äthylalkohol 21
Atromid
— Anticoagulantienpotenzierung
  73
— Hyperlipoproteinämie Typ V
  und 96
Atrophie des Fettgewebes 27
Azotämie, leicht und Hyperlipo-
  proteinämie Typ V 88

Benzothiadiazin als Hyperlipo-
  proteinämieursache 37
Beta-Lipoprotein (β-LP) 1, 12
— Charakteristika von 9
Bielchowsky-Janskysche
  Erkrankung 30
Biliärer Verschluß als Hyperlipo-
  proteinämie-Ursache 33
Biochemische Störungen bei
  Hyperlipoproteinämie
  15—22
Blutgefäße, Lipidablagerungen in
  56—58

Carotenoide 5
Cerebroside 5
Ceres-Streichfett 96
Chlorid, Kobalt als Hyperlipo-
  proteinämieursache 37
Cholecystitis 58, 59
Cholesterin 4
— biliärer Verschluß und 33
— freies 1
— nichtverestertes 30
— Nüchternspiegel 3
— verestertes 1
cholesterinsenkende Medikamente
  bei Hyperlipoproteinämie
  Typ II 61—63
Cholestyramin
— bei biliärer Cirrhose 33
— bei Hyperlipoproteinämie
  Typ II 61—62
Chromatographische Verfahren 7
Chylomicronen 1, 10

Chylomicronen, Characteristica
  von 9
— „Cremig" und Hyperlipo-
  proteinämie Typ V 96
Stoffwechsel von, normal
  15—16
Chylothorax, herabgesetzte
  Chylomicronenbildung bei
  10
Chylurie, herabgesetzte Chylo-
  micronenbildung bei 10
Claudicatio intermittens 56
— Hyperlipoproteinämie
  Typ III und 72
Clofibrat 73
— Hyperlipoproteinämie Typ II
  und 61
— Hyperlipoproteinämie
  Typ III und 73
— Hyperlipoproteinämie
  Typ IV und 83
Cohn-Fraktion 7
Collagen-Erkrankungen und
  Hyperlipoproteinämie 35
Contrazeptiva, oral, als Hyper-
  lipoproteinämie-Ursache 38
Cornea, Lipidablagerungen in 58
Coronararterien, Lipid-
  ablagerungen in 56

Debrancher deficiency, Amylo-
  1,6-Glucosidasemangel 28
Desorientiertheit und Hyper-
  lipoproteinämie Typ II 59
Dextran
— Hypalbuminämie und 29
— Sulfatpräcipitation 7
Dextrothyroxin
— Hyperlipoproteinämie und
  Typ III 73
— Hyper-prä-β-Lipoprotein-
  ämie und 35
Diabetes
— lipatrophischer 27
— mellitus 11
— — Hyperlipoproteinämie
  aufgrund von 26—27
— — Hyperlipoproteinämie
  Typ IV und 80—81

Diät
— Hyperlipoproteinämie aufgrund von 23—25
— Hyperlipoproteinämie Typ V und 96
Dyslipidämie, Definition 1
Dyslipoproteinämie, Definition 1
erhöht
gesteigerte Lipolyse und 18—19
herabgesetzte Aktivität der Lipoproteinlipase und 17—18
nichtverestert 5
Nüchternkonzentration 3
verschiedene gleichzeitig veränderte Lipoproteine 15
unverestert 5
— — Kohlenhydratstoffwechsel und 18—19
— — hepatische Lipoproteinsynthese und 19—20
Dysproteinämie als Hyperlipoproteinämie-Ursache 29

Elektrokardiogramm bei Hyperlipoproteinämie Typ IV 80—81
Elektrophorese 7, 40
— Hyperlipoproteinämie Typ V und 90
Endokrine Störungen als Hyperlipoproteinämie-Ursache 31—33
Enteropathie, eiweißverlierend 29
Enzyme, spaltende 30
Essentielle Fettsäuren 3
Essentielle Phospholipide (Lipostabil®) 95

Fett 3
— Intoleranz, erblich 41
Fettgewebsatrophie 27
„Fettleber" 20
Fettsäuren
— essentielle 3
— freie, s. Freie Fettsäuren (FFS)
FFS, s. Freie Fettsäuren (FFS)
Fieber und Hyperlipoproteinämie Typ I 43

Forbessche Erkrankung 28
Fraktionierung, Cohn 7
Freie Fettsäuren (FFS) 1, 5
— — albumingebunden 1
— — Characteristica von 9
— — gebunden an Albumin 12
— — Stoffwechsel von, normal 17
Fructoseintoleranz, erblich 28

Gallenblase, Lipidablagerungen in 58
Gallensteine 58
Gauchersche Erkrankung 30
Gefäße, Insuffizienz
— — Characteristica 9
— — Hyperlipoproteinämie Typ IV und 79
— — Lipidablagerungen und 56—58
Lipidablagerungen in 56—58
Geistige Symptome und Hyperlipoproteinämie Typ II 59
Geräusche und Hyperlipoproteinämie Typ IV 79
— Klappenstenose 58
Gestagene Hormone 32—33
Gewicht, Körper ideal, Aufrechterhaltung bei Hyperlipoproteinämie Typ III 72
Gicht
— Hyperlipoproteinämie aufgrund von 31
— Hyperlipoproteinämie Typ IV und 79
Glomerulonephritis und Hyperlipoproteinämie 35
Glucose
— Blut, herabgesetzt und vermehrte FFS 19
— verminderte hepatische Freisetzung und erhöhte FFS 19
— Intoleranz und Hyperlipoproteinämie Typ II 58
— -6-phosphatase 28
— Toleranztest und Hyperlipoproteinämie Typ IV 77, 80
— Verwertung, herabgesetzt in, und gesteigerte FFS 19

Glucocerebrosid-Hydrolasemangel 30
Glutamatoxalacettransaminase und Clofibrat 62, 73
Glyceride 4
— Nüchternkonzentrationen 3
Glykogenspeicherkrankheit, Cori-Typen 1, 3 und 28

Haut, Lipidablagerungen in 54
Heparin
— Hyperlipoproteinämie Typ I und 47
— intravenös bei Hyperlipoproteinämie Typ V 91, 95 parenteral, bei Hyperlipoproteinämie Typ IV 82
— Typ V, 95—97
Hepatomegalie 20, 27
— Hypoglykämie und 28
Hepatophosphorylase 28
Hepatosplenomegale Lipidose vom Typ BÜRGER und GRÜTZ 34
Hepatosplenomegalie und Hyperlipoproteinämie,
Typ I 44
Typ V 88
Herssche Erkrankung 28
Herz, Lipidablagerungen in 58
Hormone
— gestagene 32
— parathyroidär 32
Hypalbuminämie 29
Hyper-α-Lipoproteinämie 21
Hyper-β-Lipoproteinämie 20—21
— essentielle, s. Hyperlipoproteinämie, Typ II
— familiäre, s. Hyperlipoproteinämie, Typ II
— nach fettreicher Kost 25
Hypercalcämie, idiopathisch, Hyperlipoproteinämie aufgrund von 31
Hypercholesterinämie
Diät als Ursache von 24—25

Hypercholesterinämie, essentiell familiär 49
— Schilddrüsenerkrankung und 31—32
— Stress als Ursache von 25—26
Hyperchylomicronämie 10, 18, 40—41
— familiäre 41
— mit Hyper-prä-β-Lipoproteinämie 86
— Xanthome und, eruptive 44
Hyperglykämie
— Hyperlipoproteinämie aufgrund von 26—27
— nüchtern, und Hyperlipoproteinämie, Typ V 88
Hyperlactacidämie 28
Hyperlipämie
— Definition 1
— endogene 86
— essentielle 65
— familiäre 77, 86
— exogene 86
— gemischte 86
— kohlenhydratakzentuiert 65, 77
— kohlenhydratinduziert 77
Hyperlipidämie, s. Hyperlipoproteinämie
Hyperlipoproteinämie
— allgemeine Veränderungen bei 15
— Apolipoprotein-Konzentrationserhöhung und 20—21
— und biliäre Zirrhose 33—34
— biochemische Störungen bei 15—22
— Definition 1
— diagnostisches Vorgehen bei 24
— Diät als Ursache von 23—25
— endokrine Störungen als Ursache von 31—33
— Lebererkrankungen als Ursache von 33—34
— metabolische Erkrankungen als Ursache von 26—31

Hyperlipoproteinämie, sekundär 23—39
— Stress als Ursache von 25—26
— vorausgegangene Pankreatitis
— Zusammenfassung bezüglich 98—102
— Typ I 40—48
— — Abdominalkoliken bei, rezidivierend 59—61
— — Behandlung 47, 100
— — biochemische Störungen 42
— — Definitionen 41
— — Diagnose 45—47
— — genetische Aspekte 41
— — herabgesetzte Chylomicronenbildung bei 10
— — klinische Symptome 42—45
— — Lipämia retinalis und 45
— — Synonyme 41
— — Xanthome und 44—45
— — Zusammenfassung der klinischen Befunde und Behandlung 100
— Typ II 49—64
— — Behandlung 59—63, 100
— — — der akuten Beschwerden 59
— — biochemische Störungen 52—53
— — cholesterinsenkende Medikamente bei 61—63
— — Cholestyramin bei 61—62
— — Clofibrat bei 63
— — Definitionen 49—50
— — Diagnose 58
— — diätetische Therapie bei 60—61
— — genetische Aspekte 50—52
— — klinische Symptome 53—58
— — Methoden zur Cholesterinsenkung im Serum bei 60—63
— — Stammbaum bei 50—52
— — Synonyme 49—50

Hyperlipoproteinämie Typ II, Untersuchung der unmittelbaren Angehörigen bei 59—60
— — Zusammenfassung der klinischen Befunde und Behandlung 100
— Typ III 65—67
— — Atherosklerose und 71
— — Aufrechterhaltung des idealen Körpergewichtes bei 72
— — Behandlung 72—74, 100
— — biochemische Defekte 66—67
— — Definition 65
— — Diagnose 71—72
— — Einschränkung der Kohlenhydratzufuhr bei 72—73
— — genetische Aspekte 66
— — klinische Symptome 67—71
— — lipidsenkende Medikamente bei 73—74
— — Synonyme 65
— — Xanthome bei 67—72
— — Zusammenfassung der klinischen Befunde und Behandlung 100
— Typ IV 76—84
— — Behandlung 81—83, 100
— — — der aktuellen Beschwerden 81—82
— — biochemische Störungen 77—78
— — Definition 76—77
— — Diagnose 79—81
— — genetische Aspekte 77
— — klinische Symptome 78—79
— — Senkung der prä-βLP 82
— — Synonyme 76—77
— — Untersuchung der unmittelbaren Angehörigen des Patienten 82
— Typ V 27, 85—97
— — Behandlung 95—97, 100
— — biochemische Störungen bei 87

Hyperlipoproteinämie Typ V,
— — Definition 85—86
— — Diagnose 94
— — Fallberichte 88—93
— — genetische Aspekte 86
— — Heparin bei, parenteral 95—97
— — Insulin bei 95—96
— — klinische Symptome 87—88
— — Nikotinsäure bei 96
— — Synonyme 85—86
— — Zusammenfassung der klinischen Befunde und Behandlung 100
— — — des stationären Verlaufs 92—93
Hyperparathyroidismus 32
Hyper-prä-βLP 19
Hyper-prä-β-Lipoproteinämie 11
— familiär 76—77
— Kontrolle von 11
Hyperthyroidismus und Hypercholesterinämie 31—32
Hypertonus
— Hyperlipoproteinämie Typ IV und 79, 81
— renovasculär 56, 57
— — Hyperlipoproteinämie Typ IV und 81
Hypertriglyceridämie 36
— gemischte fett- und kohlenhydratinduzierte 86
— Hyperlipoproteinämie Typ III und 66, 72
— Xanthome und 31
Hyperuricämie 28
— Hyperlipoproteinämie aufgrund von 31
— Hyperlipoproteinämie und Typ III 72
— Thiazide als Ursache von 38
— Typ IV und 79, 81
Hypocholesterinämie und Hyperthyreose 32
Hypoglobulinämie 29

Hypoglykämie
— Glucosetoleranztest und 80
— Hyperlipoproteinämie Typ IV und 79
— Hypolipoproteinämie aufgrund von 27—29
Hypolipidämie 20
— Definition 1
Hypolipoproteinämie
— Definition 1
— herabgesetzte Apolipoproteinbildung und 20
Hypophysenerkrankungen als Hyperlipoproteinämie-Ursache 32
Hypophysenüberfunktion 32
Hypopituitarismus 21, 32
Hypothyreosen 21, 31

Idiotie, amaurotisch familiär 30
Ikterus 34
Immunochemische Verfahren 7
Infarkt, myocardial 56
— Hyperlipoproteinämie Typ IV und 79
Insulin
— Hyperlipoproteinämie Typ V und 92, 95, 96
— Pankreatitis und Hyperlipoproteinämie 35
— Sekretion
— — Abnahme bei 19
— — Toleranztest und Hyperlipoproteinämie Typ IV 77

Ketoacidose, diabetisch 26
Ketokörper, Bildung von 19
Kimmelstiel-Wilson-Erkrankung 27
Kläreffekt s. Lipoproteinlipase
Klärfaktor 15—16
Kohlenhydrate
— Einschränkung der Zufuhr und Hyperlipoproteinämie Typ III 72

Kohlenhydrate
— Intoleranz
— — Hyperlipoproteinämie
   Typ V und 88
— — hervorgerufen durch
   Thiazide 38
— Stoffwechsel und erhöhte FFS
   18—19
— Störungen und Hyperlipoproteinämie Typ IV 77—78
Kolik bei Hyperlipoproteinämie
   Typ I 43
— Behandlung von 47
Körpergewicht, „ideales" 59, 72

Leber
— Erkrankungen, als Hyperlipoproteinämie-Ursache 33—34
— Fett- 20
— Triglyceridsynthese durch 11
— Vergrößerung und Hyperlipoproteinämie Typ I 43
Lecithin 12
Leukocytose und Hyperlipoproteinämie
— Typ I 43
— Typ IV 80
Lipase
— hormonempfindliche 18
— s. Liproproteinlipase
Lipämie
— Definition
— retinalis 27
— — Hyperlipoproteinämie
   Typ I und 45
— — Hyperlipoproteinämie
   Typ V und 87, 94
Lipid(e)
— Ablagerungen
— — in Blutgefäßen 56—58
— — in der Cornea 58
— — in der Gallenblase 58
— — in der Haut 54
— — im Herzen 58
— — in den Sehnen 55
— Serum 3—5
— — Nüchternkonzentration 3
— — Hyperlipoproteinämie
   Typ I und 45

Lipidablagerungen in Coronararterien und 56
Lipidosen, Gewebe, als Hyperlipoproteinämie-Ursache 30
Lipidsenkende Medikamente bei Hyperlipoproteinämie
   Typ III 73—74
Lipolyse, gesteigert, und Dyslipoproteinämie 18—19
Lipoprotein(e)
— α-Lipoproteine (αLP) 1, 12
— — Characteristica von 9
— Analyse, bei Hyperlipoproteinämie Typ I 45—46
— β-Lipoproteine (βLP), 1, 12
— — Characteristica von 9
— Definition 1
— hepatisch
— — Stoffwechsel von, normal
   16—17
— — Synthese, und erhöhte
   FFS 19—20
— hohe Dichte 8
— Lipase 15—16
— — Aktivität, bei Hyperlipoproteinämie Typ I 46
— — herabgesetzte Aktivität,
   und Dyslipoproteinämie
   17—18
— — Mangel 10, 17, 18, 42
— niedrige Dichte 8
— sehr hoher Dichte 12
— — Characteristica von 9
— Serum 7—14
— — endogene Partikel 11—13
— — exogene Partikel 10
— — Nomenklatur 8
— — Stoffwechsel von, normal
   15—16
— — Veränderungen 1—2
— — Zusammenfassung von 98
Lipoproteine sehr hoher Dichte
   (VHDLP) 12
Lipostabil® 95
Liquemin® s. Heparin 95
Lysolecithin 12

Makroglobulinämie Waldenström 29

Medikamente
— cholesterinsenkende, bei Hyperlipoproteinämie Typ II 61—63
— Hyperlipoproteinämie aufgrund von 37—38
— lipidsenkende, bei Hyperlipoproteinämie Typ III 61—63, 73—74, 95
Mikroangiopathie 79
Milzvergrößerung und Hyperlipoproteinämie Typ I 43
Mittellangkettige Triglyceride und Hyperlipoproteinämie 10
— Typ I 47
— Typ V 89
Mittelmeerfieber, familiär 31
Monosialoganglioside 30
Myelom, multiples 29
Myocardinfarkt 56
— Hyperlipoproteinämie Typ IV und 79
Myxödem 31

Nadrothyron-D® s. Thyroxin
Nebennierenüberfunktion 32
Nebennierenunterfunktion 32
Nephrose und Hyperlipoproteinämie 35
Nephrotisches Syndrom 20
— Amyloidose und 31
— Hyperlipoproteinämie und 35
Nichtveresterte Fettsäuren s. Freie Fettsäuren (FFS)
Niconacid® s. Nikotinsäure
Niemann-Picksche Erkrankung 30
Niere
— als Hyperlipoproteinämie-Ursache 35—36
— Arterien
— — Lipidablagerungen in 58
— — Verschluß 57
— Erkrankung 32
— Insuffizienz, akut, und Hyperlipoproteinämie Typ V 88

Nikotinsäure
— Hyperlipoproteinämie und
— — Typ II 62
— — Typ III 73
— — Typ IV 83
— Hyper-prä-β-Lipoproteinämie und 35
— intravenös, bei Hyperlipoproteinämie Typ V 96
Nomenklatur der Lipoproteine 8
Null-Diät 47, 95

Orale Kontrazeptiva als Hyperlipoproteinämie-Ursache 38
Östrogen 21

Pankreatitis
— Hämorrhagisch, und parenterales Heparin 96
— Hyperlipoproteinämie aufgrund von 34—35
— „hyperlipoproteinämie-induziert" 88
— Hyperlipoproteinämie und
— — Typ IV 80
— — Typ V 88
Parathormon 32
Phosphatide 4
— Nüchternkonzentration 3
Phospholipide 1
— Nüchternkonzentration 3
PS-Quotient 60
Polydipsie 79
Polyurie 79
Posheparin lipolytische Aktivität und Hyperlipoproteinämie Typ I (PHLA) 42
Prä-β-Lipoproteine 1, 11
— Characteristica von 9
Prä-βLP s. Prä-β-Lipoproteine
Progesteron 32—33
Propylthiouracil als Hyperlipoproteinämie-Ursache 37
Proteinurie s. Albuminurie
Proteinverlierende Enteropathie 29
Puromycin 20
Pyridylcarbinol s. Nikotinsäure 62

Quantalan® s. Cholestyramin 61

Regelan® s. Clofibrat 72
Ronicol® s. Nikotinsäure 62

Schilddrüsenerkrankung als Hyperlipoproteinämie-Ursache 31—32
Sehnen, Lipidablagerungen in 55
SGOT und Clofibrat 73
Skleromexe® s. Clofibrat
Spaltendes Enzym („splitting enzyme") 30
Spielmeyer-Vogtsche Erkrankung 30
Stammbaum bei Hyperlipoproteinämie Typ II 50—52
Stenose
— Nierenarterien- 81
— supravalvuläre Aorten- 58
Sterine 5
Stoffwechsel
— Chylomicronen, normal 15—16
— FFS-albumingebunden 17
— Kohlenhydrate und erhöhte FFS 18—19
— Lipoproteine
— — hepatisch 16—17
— — normal 15—17
— Störungen von, als Hyperlipoproteinämie-Ursache 26—31
Streß als Hyperlipoproteinämie-Ursache 25—26

Tay-Sachssche Erkrankung 30
Tetrachlorkohlenstoff 20
Thiazide als Hyperlipoproteinämie-Ursache 38
Thrombose, Nierenvene und Hyperlipoproteinämie 36
Thyroxin, rechtsdrehendes 63
Tolbutamid und Hyperlipoproteinämie Typ IV 77
Tophi 28
Triglyceride 1
— Synthese durch die Leber 11

Trijodthyronin 21
Triton A-20 als Hyperlipoproteinämie-Ursache 37
Turbimetrische Verfahren 7
Tween 80 als Hyperlipoproteinämie-Ursache 37

Übelkeit und Hyperlipoproteinämie Typ I 43
Ultrazentrifugation 7
Unveresterte Fettsäuren s. Freie Fettsäuren (FFS)
Urämie
— anephrisch 36
— nephrogen 36

Vitamin A 5
von Gierkesche Erkrankungen 28

Wachstumshormon 32
Waldenströmsche Makroglobulinämie 29

Xanthelasmen
— generalisiert 50
— multipel 50
— palpebral 54
Xanthomatose
— familiär, hypercholesterinämisch 49
Xanthome
— diabeticorum 27
— eruptive, und Hyperlipoproteinämie
— — Typ I 44—45
— — Typ IV 79
— — Typ V 88
— familiär 49
— Hypertriglyceridämie und 31
— Hypothyreose und 31
— periorbital 54
— plan
— — Hyperlipoproteinämie Typ III und 71
— — Sehnen 49, 55
— tuberös 54

Xanthome
— tuberös, Hyperlipoproteinämie Typ III und
   67—71
— — multipel 54
— — multipel, hereditär
   49—50

Zentralnervensystem-Arterien
— Lipidablagerungen in 56
Zirrhose, biliär, als Hyperlipoproteinämie-Ursache 33—34
Zusammenfassung der Hyperlipoproteinämie-Syndrome
   98—102

MIX
Papier aus verantwortungsvollen Quellen
Paper from responsible sources
FSC® C105338

If you have any concerns about our products,
you can contact us on
ProductSafety@springernature.com

In case Publisher is established outside the EU,
the EU authorized representative is:
**Springer Nature Customer Service Center GmbH
Europaplatz 3, 69115 Heidelberg, Germany**

Printed by Libri Plureos GmbH
in Hamburg, Germany